ETUDE

SUR

LES ÉRUPTIONS HERPÉTIQUES

QUI SE FONT

AUX ORGANES GENITAUX CHEZ LA FEMME

PAR

Frédéric BRUNEAU,

Docteur en médecine de la Faculté de Paris,
Membre correspondant de la Société clinique et de la Société anatomique.

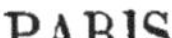

PARIS

A. PARENT, IMPRIMEUR DE LA FACULTÉ DE MÉDECINE,
29-31, RUE MONSIEUR-LE-PRINCE, 29-31

1880

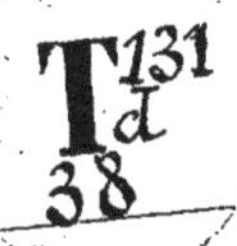

ETUDE

SUR

LES ÉRUPTIONS HERPÉTIQUES

QUI SE FONT

AUX ORGANES GENITAUX CHEZ LA FEMME

PAR

Frédéric BRUNEAU,

Docteur en médecine de la Faculté de Paris,
Membre correspondant de la Société clinique et de la Société anatomique.

PARIS

A. PARENT, IMPRIMEUR DE LA FACULTÉ DE MEDECINE,

29-31, RUE MONSIEUR-LE-PRINCE, 29-31

1880

AVANT-PROPOS.

Le travail que nous soumettons à la bienveillance de nos juges a pour base trente-cinq observations d'herpès génital, recueillies à l'hôpital de Lourcine, pendant l'année que nous y avons passée comme interne. Sur ces trente-cinq observations nous en avons choisi quatorze, que nous donnons à titre de pièces justificatives.

C'est à notre excellent maître M. Brouardel, professeur de médecine légale, qu'il faut faire remonter la première idée de ce travail. La singularité de l'affection que nous décrivons, les difficultés inhérentes à son diagnostic, la confusion fréquente qui en est faite avec des accidents syphilitiques, l'importance considérable qu'elle présente pour le médecin légiste, l'avaient vivement frappé. Aussi nous conseilla-t-il d'en étudier avec soin les cas qui ne pouvaient manquer de se présenter dans un hôpital spécial. Nous nous sommes attaché avant tout dans cette thèse, au côté clinique, et quand nous aurions seulement contribué à faire envisager d'une façon plus complète les éruptions herpétiques des organes génitaux de la femme, à relever quelques symptômes jusque-là laissés dans l'ombre, à réunir dans un groupe synthétique des documents épars, ce ne serait pas pour nous une mince satisfaction.

Nous voulons remercier, d'une façon toute spéciale, notre cher maître, M. le professeur Richet, qui a tant contribué à notre instruction chirurgicale, d'avoir bien voulu accepter la présidence de cette thèse.

ETUDE

SUR LES

ÉRUPTIONS HERPÉTIQUES

QUI SE FONT

AUX ORGANES GÉNITAUX DE LA FEMME

HISTORIQUE.

Si nous en croyons les différents travaux parus sur la question dont nous nous occupons, l'herpès génital aurait été signalé pour la première fois par Willan (Abrégé pratique des maladies de la peau, classées d'après le système nosologique du Dr Willan, par Thomas Bateman, 1820), encore ne s'agit-il que de l'herpès præputialis. Il faudrait aller jusqu'à Alibert pour trouver quelques indications sur l'herpès vulvaris. Cependant Astruc, dans plusieurs passages de ses œuvres, décrite des éruptions bulleuses survenant aux organes génitaux non seulement chez l'homme, mais encore chez la femme, éruptions qui nous paraissent devoir être rapportées à l'herpès génitalis. « Solent..... hydatides emergere seu bullæ a quosæ, et cristallinæ quæ.... numero, magnitudine, prominentia variæ, modo summum glandis apicem, modo coronam, modo dorsum, modo latera occupant. » (Astruc, 1684-1766. De morbis venereis, t. I, L. b. IV, p. 361). La même éruption est également signalée chez la femme, et à plusieurs reprises (p. 364). « Solent autem istius modi hydatides in feminis efflorescere ; potissimum in vulvæ labiis nymphisve, sive pterigomatis clitoridi, clitoridisque præputio, et carunculis myrtiformis. »

Hunter (1728-1793. Œuvres complètes, t. II, § II), en décrivant les ulcérations qui ressemblent au chancre, nous paraît avoir esquissé vaguement les caractères des ulcérations herpétiques.

Un peu plus tard Willan (1820) indique les différentes variétés de l'herpès, les classe et donne au mot herpès une signification qui n'a pas changé depuis.

Bateman, élève de Willan, ne paraît avoir fait que transmettre la doctrine de son maître sans la modifier.

Biett (Abrégé pratique des maladies de la peau, rédigé par Schedel et Cazenave, 1828), décrit d'une façon plus complète qu'on ne l'avait fait jusque-là, l'herpès præputialis, mais passe complètement sous silence l'herpès vulvaris.

Il nous faut arriver jusqu'à Alibert (Monographie des dermatoses, t. 1, 1832), pour trouver une description rapide mais exacte de l'herpès vulvaire. Cet auteur donne à l'herpès de la vulve le nom d'olophlyctide progeniale. Il la nomme progéniale, parce qu'elle siège le plus souvent sur les limites qui séparent le tégument interne du tégument externe. La marche à répétition de la maladie, sa durée, les ulcérations superficielles résultant de la rupture des vési-

cules, la difficulté de leur diagnostic, tout cela est nette‐
ment indiqué.

Rayer (Traité des maladies de la peau), Monneret et Fleury (Compendium de médecine et de chirurgie, art. Herpès), reproduisent la description d'Alibert.

Rayer, qui est l'auteur de l'article Herpès du Dictionnaire de médecine en 21 volumes, signale la première expérience d'inoculation positive faite avec le liquide des vésicules herpétiques par le Dʳ Evans.

Duparcque (Traité théorique et pratique sur les ulcéra‐rations organiques simples et cancéreuses de la matrice, 1837) nous paraît avoir été le premier à signaler l'herpès du col utérin, qu'il décrit en ces termes (p. 372) : « Lorsque l'on a pu suivre le développement des érosions (du col), on voit que tantôt elles commencent par une rougeur érythé‐mateuse ou par de petites vésicules miliaires, discrètes ou confluentes, ou par de petits boutons cristallins, ou par des pustules phlycténoïdes et semblables aux aphthes de la bouche. »

Tous les auteurs précédents n'ont guère fait que décrire rapidement, et comme en passant, les différentes variétés d'herpès génital. Le mémoire de Legendre est assurément le premier travail considérable écrit sur la question ; et bien que l'auteur n'envisage qu'une partie de l'herpès, l'herpès vulvaire, on doit reconnaître que personne avant lui n'avait aussi bien fait ressortir tout ce qu'il y a d'important et de pratique dans l'étude de cette affection, et les difficultés médico-légales qui peuvent résulter d'une interprétation erronée. Trois observations fort intéressantes sont citées dans ce mémoire (Mémoire sur l'herpès de la vulve par Legendre, médecin de l'hôpital de Lourcine. Arch. génér. de médecine ; 1853, vol. II).

Rollet (Annal. de syphiliographie et de dermatologie, 1869) décrit les ulcérations blennorrhagiques du col utérin, et donne une planche qui nous paraît représenter avec une exactitude parfaite l'herpès du col dans sa phase ulcéreuse.

Guéneau de Mussy, dans sa clinique de l'Hôtel-Dieu, étudie également l'herpès du col ; il insiste, plus qu'on ne l'avait fait avant lui, sur la relation qui unit les éruptions de la peau à celles des muqueuses. Du reste, cet auteur englobe sous le nom d'herpétisme utérin non seulement l'herpès, mais encore l'eczéma, la folliculite du col, etc.

Hébra (Traité des maladies de la peau, traduit par Doyon, t. II) consacre une page à la description de l'herpès præputialis, parle de la difficulté du diagnostic avec les accidents syphilitiques, et se borne à dire que la même affection se rencontre chez la femme.

Bazin (Leçons théoriques et cliniques sur les affections cutanées, 1868) fait de l'herpès vulvaire une manifestation de la diathèse arthritique, et le range dans la classe des arthritides vulgaires vésico-squameuses.

Hardy (art. Herpès, dictionnaire de Jaccoud) ne dit que quelques mots de l'herpès vulvaire.

Bouchut (Gaz. des hôp., 1853), à propos d'un cas d'herpès abdomino-génital observé chez une petite fille, résume les travaux si intéressants de Barensprung (Die Gürtel Krankheit, Berlin, 1861), de Weidner et de Wyss (Beitrag zur Kenntniss des Herpès Zoster. Archiv. der Heilkunde, 1871); il insiste particulièrement sur la nature de la maladie dont il fait une névrite congestive.

Mauriac (Gaz. des hôp. 1876) décrit, dans une série de leçons fort originales, l'herpès génital de l'homme et en particulier l'herpès névralgique. Quelques-unes de nos observations d'herpès vulvaris se rapprochent des siences au point de vue des phénomènes douloureux.

M. le professeur Fournier est assurément l'auteur qui s'est le plus occupé dans ces derniers temps de la question que nous traitons, et ses travaux n'ont pas peu contribué à faire prendre à l'herpès génital la place qu'il mérite d'avoir dans le cadre nosologique. Si nous parcourons ses *Leçons sur la syphilis étudiée particulièrement chez la femme*, nous y trouvons plusieurs pages consacrées au diagnostic des ulcérations herpétiques avec le chancre induré. M. Fournier attribue le premier à ces ulcérations un caractère différentiel de haute valeur, *l'état policyclique de leur contour*. Un peu plus tard il est l'inspirateur d'un mémoire sur le même sujet (Contribution à l'étude de l'herpès vulvaire par F. Dreyfous, interne des hôpitaux, Gazette hebdomadaire, 1876). Enfin lui-même y revient dans deux leçons publiées dans la Gazette des hôpitaux (1878) ; il y étudie les différents stades de la maladie, sa marche, et ses formes cliniques.

Jullien (Traité pratique des maladies vénériennes, 1879) distingue deux formes d'herpès génital : l'herpès ordinaire et l'herpès névropathique ; il insiste sur les difficultés du diagnostic de cette affection avec le chancre syphilitique.

Le dernier ouvrage publié en France sur la question est la thèse de Labouré, elle nous a paru être un simple commentaire des leçons du professeur Fournier.

Enfin nous avons trouvé, dispersées dans divers journaux anglais ou allemands un certain nombre d'observations intéressantes. Signalons en particulier deux mémoires dans lesquels les relations des éruptions herpétiques vulvaires ou autres avec la grossesse sont nettement

indiquées. L'un de ces mémoires est de A. Martin (Zeitschr.
f. Geburtsch. u. Frauenkrank., p. 325, 1875), l'autre est
de Tregman (St.-Petersburg. med. Wochensch., 1876).
Nous en devons la traduction à notre excellent ami Recht.

DIVISION DU SUJET.

En comparant les observations qui nous sont person-
nelles avec celles qui sont relatées dans les divers auteurs,
il nous a semblé que deux formes cliniques bien nettes
d'herpès génital s'en dégageaient ; l'une dans laquelle l'affection se montrait dans toute son acuité et se caractéri-
sait par des douleurs violentes, par un nombre considérable
de vésicules répandues à la fois sur les grandes, les petites lèvres, la face interne des cuisses, et même les muqueuses du vagin, du col de l'utérus et de l'anus, c'est l'*herpès génital confluent* ; l'autre forme dans laquelle la maladie, comme atténuée, était marquée par des douleurs
moins vives, par quelques groupes de vésicules ou même
par un seul, c'est l'*herpès génital discret*.

Nous allons donc étudier successivement l'herpès génital confluent, et l'herpès génital discret ; une troisième
partie de cette thèse sera consacrée à l'étude des faits dans
lesquels l'herpès génital s'est trouvé en relations étroites
avec des accidents syphilitiques. Nous ferons remarquer,
avant d'entrer dans l'étude des symptômes, que, chez presque toutes nos malades, l'évolution de la lésion a été, pour
ainsi dire. abandonnée à elle-même. Le peu de gravité de
cette affection nous a donc permis de suivre sa marche na-
turelle.

I.

Herpès confluent.

Prodromes. — Bon nombre de nos observations se rapportent à des cas d'herpès confluent et cela se comprend aisément. Le début violent de l'affection, son étendue, la douleur vive quelle détermine, les troubles généraux qui l'accompagnent, sont bien faits pour frapper les malades et les contraindre à des soins médicaux.

Il en est tout autrement de l'herpès discret, dont l'allure fugace marque le peu de gravité ; aussi l'observe-t-on à l'hôpital chez beaucoup de femmes soignées pour une autre affection, et comme un accessoire d'une maladie plus sérieuse génitale, ou autre.

L'herpès confluent est, dans l'immense majorité des cas, précédé par un certain nombre de signes prodromiques bien déterminés.

Les malades se plaignent de fatigue, de courbature, de douleurs vagues dans les membres ; elles souffrent d'une céphalalgie frontale assez marquée, et ressentent, principalement le soir, quelques frisonnements.

Enfin, il n'est pas rare de trouver des troubles digestifs qui se traduisent par de l'inappétence, de la constipation et un enduit saburral recouvrant la langue. Pour les cas où l'herpès génital confluent (et la chose est fréquente) survient dans le cours d'une vaginite blennorrhagique, les symptômes caractéristiques de cette affection subissent une sorte d'exacerbation. L'écoulement vaginal augmente, les cuissons en urinant deviennent plus vifs, la tension dans les aines, la gêne de la marche plus accentuées, enfin les malades éprouvent des douleurs vagues dans le bas ventre. Les femmes qui ne souffrent pas d'une vaginite aiguë, mais qui sont sujettes à la leucorrhée voient leur écoulement augmenter et changer d'aspect.

Tels sont les phénomènes prodromiques que l'on observe dans les cas les plus accentués, d'autres fois tout se borne à quelques frissonnements et à un peu de courbature. C'est en général 24 ou 48 heures, plus rarement trois ou quatre jours avant l'éruption, que l'herpès s'annonce par les troubles fonctionnels que nous avons décrits.

Signes extérieurs et anatomie pathologique de l'affection. —L'évolution de l'herpès génital nous a paru se faire, en suivant cinq phases ou périodes qui se succèdent régulièrement :

1° Rougeur de la peau et congestion ;

2° Apparition des vésicules ;

3° Rupture des vésicules et transformation pseudo-membraneuse ;

4° Ulcération ;

5° Cicatrisation et phase hypertrophique.

1o *Rougeur de la peau et congestion.* — Quand l'éruption herpétique est confluente d'emblée, il existe une hypérémie générale des organes génitaux externes et des parties avoisinantes. La peau des grandes lèvres devient rouge, se tuméfie, quelquefois à un point que ces organes doublent de volume. Il semble même dans quelques cas que cette hypérémie dépasse les couches superficielles du derme et gagne le tissu cellulaire sous-cutané. La face interne des grandes lèvres où la peau devient plus fine et tend à revêtir les caractères d'une muqueuse accuse surtout une rougeur intense ; tandis, au contraire, qu'à la face externe la rougeur est souvent masquée par la teinte bistrée de la peau. La même remarque peut s'appliquer à la face externe des petites lèvres. L'hypérémie cutanée se présente avec tous ses caractères dans les plis génito-cruraux, à la face interne des cuisses et dans la rainure interfessière. Il est rare que la rougeur monte jusqu'au-dessus des grandes lèvres et atteigne le pubis. C'est dans les cas où elle est confluente, diffuse, que les malades. éprouvent à son maximum cette sensation de feu, de brûlure caractéristique de l'herpès. La tuméfaction qui accompagne nécessairement l'hypérémie atteint quelquefois aux petites lèvres un degré remarquable. Ces organes, triplés ou quadruplés de volume, émergent à la façon d'un bourrelet saillant qui dépasse de beaucoup les grandes lèvres (obs. 2). Les limites de la rougeur sont marquées sur les cuisses par un liséré irrégulier, un peu proéminent. Dans la rainure interfessière il n'est pas rare de trouver deux longues bandes de rougeur parfaitement symétriques, plus ou moins larges suivant les cas et occupant parfois le tiers et même la moitié interne de chaque fesse. Ce fait nous a paru se produire surtout dans les cas où les organes génitaux externes étaient baignés par un fluide abondant s'écoulant du vagin, et ou l'hypérémie était préparée par le contact irritant d'un pus blennorrhagique ou non. Au lieu d'envahir tous les organes génitaux externes d'une façon diffuse, la rougeur prémonitoire de l'éruption herpétique peut se montrer par plaques. Ces plaques sont bien nettes dans les points où la peau est dépourvue de poils, dans les plis génito-cruraux par exemple. L'intensité de leur coloration est souvent aussi vive que celle d'une plaque scarlatineuse, quelquefois elle est moins accentuée et d'un rose pâle. Les contours de ces îlots rougeâtres sont sinueux, aplatis ; dans les cas où l'hypérémie est très-active, on peut sentir un léger rebord. La grandeur moyenne de ces plaques est celle d'une pièce d'un franc. Leurs caractères sont bien moins nets sur les grandes, les petites lèvres, dans la rainure interfessière, que sur la peau des cuisses, elles sont toujours plus marquées chez les femmes blondes que chez les brunes.

Cette rougeur de la peau qui précède et prépare l'apparition des vésicules a une durée variable. Quand elle se fait par plaques, elle est très fugace, et peut disparaître en quelques heures. Quand elle est diffuse, elle persiste davantage, et l'éruption vésiculeuse ne fait guère que l'atténuer. C'est dans ces cas que l'on voit les vésicules rester, pendant 24 et même 48 heures, entourées par un large cercle hypérémique.

2° *Apparition des vésicules.* — A la surface des plaques rouges que nous avons décrites, se montrent bientôt des vésicules qui paraissent affecter une disposition groupée, même dans les cas où la rougeur est diffuse.

La plaque rouge, qui présentait tout d'abord une surface lisse, ne tarde pas à devenir plus ou moins grenue ; l'épiderme se soulève en cinq ou six points, et les vésicules apparaissent.

On peut quelquefois les suivre dans toute leur évolution, la même plaque ou des plaques voisines présentant des vésicules, les unes complètement formées, les autres à leur début. Ce n'est tout d'abord qu'un petit point saillant qui augmente rapidement de volume, et prend la forme d'une petite ampoule transparente ; elle échappe souvent à la vue, l'attention étant attirée sur les vésicules plus grosses qui l'avoisinent. Cette ampoule, d'abord miliaire, prend les dimensions d'une tête d'épingle, puis bientôt, celles d'une lentille ; on peut dire alors que la vésicule de l'herpès génital est à l'état adulte. L'épiderme qui en constitue l'enveloppe a une teinte d'un blanc ambré, semi transparent ; elle est remplie d'un liquide limpide au début, mais qui se trouble plus tard, et devient tantôt jaunâtre, tantôt rougeâtre, par suite d'un léger exsudat sanguin. Le liquide contenu dans les vésicules est neutre, se coagule par l'alcool et la chaleur. Si on l'examine au microscope, quand il est parfaitement transparent, on y rencontre des éléments anatomiques en petit nombre, leucocytes, noyaux libres, quelques rares globules sanguins et beaucoup de petites granulations qui réfractent fortement la lumière, et sont animées d'un mouvement brownien, enfin des cellules épithéliales.

A une période plus avancée, quand le liquide se trouble et que la vésicule est sur le point de se rupturer, les éléments anatomiques sont en bien plus grand nombre, mais ce qui paraît dominer, ce sont les noyaux libres. Nous reviendrons du reste sur ce sujet à propos de l'anatomie pathologique de la vésicule herpétique et de sa transformation pseudo-membraneuse.

Ces vésicules sont presque toujours disposées par groupes de quatre à huit. Il arrive qu'en se développant, leurs bords se touchent, et souvent alors elles fusionnent pour former de petites ampoules plus considérables, à figures bizarres. Quand deux vésicules se touchent en un point, elles forment un huit de chiffre parfaitement régulier, quand il y en a trois, quatre ou plus, l'ampoule a des bords festonnés en forme de trèfle ou de rosette. Enfin, dans certains cas, on verra une plaque circulaire présenter, en un ou plusieurs points, des prolongements étroits, dont la longueur est souvent plus considérable que le diamètre de l'ampoule elle-même. Cet aspect des vésicules et des bulles herpétiques ne saurait être trop remarqué, car nous le retrouverons plus tard dans les caractères des ulcérations.

Les bulles qui résultent de la fusion des vésicules ont souvent un aspect pemphigoïde, qui en imposerait à un examinateur peu attentif ; elles peuvent avoir les dimensions d'une pièce de cinquante centimes et même d'un franc. Nous avons vu dans plusieurs cas d'herpès confluent se produire, à la surface externe des grandes lèvres, des ampoules elliptiques ayant plus de trois centimètres de long sur 1 centimètre à 1 cent. 1/2 de large. C'était à faire croire que l'on avait appliqué sur cette partie un petit vésicatoire. (Obs. I).

Dans les cas d'herpès confluent les moins accentués, il existe huit à dix groupes de vésicules. Ces groupes présentent fréquemment une disposition symétrique remarquable et ils nous ont paru correspondre aux branches émergentes du plexus lombaire. D'autres fois la symétrie n'est pas parfaite et l'éruption atteint un côté plus que l'autre. La disposition par groupes disparaît dans les cas graves d'herpès confluent, où tous les organes génitaux externes et même la peau des cuisses sont couverts d'un véritable semis de vésicules. Toutefois, même dans ces cas, l'éruption ne franchit pas certaines limites ; c'est ainsi qu'à la face interne des cuisses elle descend très rarement à plus de trois travers de doigt au-dessous du pli génito-crural. La limite supérieure est moins nette, des vésicules peuvent se montrer sur la peau de l'abomen en même temps qu'aux organes génitaux. La région du pubis paraît jouir d'une immunité spéciale ; nous n'avons pas de cas dans lesquels

elle ait été atteinte. Quant aux grandes et aux petites lèvres, les vésicules occupent indifféremment leur face
externe, leur bord antérieur ou leur face interne, en présentant sur celle-ci des modifications spéciales à l'herpès
des muqueuses. Toutefois la moitié inférieure des grandes
lèvres est plus souvent atteinte que leur moitié supérieure.
Il n'est pas rare, dans l'herpès confluent, de trouver une
vingtaine de vésicules sur chacune des grandes lèvres, et
c'est à leur face externe que se produisent de préférence
ces vastes ampoules dont nous avons parlé.

Dans la rainure interfessière et au pourtour de l'anus,
les vésicules peuvent affecter la forme groupée habituelle
à l'herpès, mais souvent elles affectent la disposition
rayonnée, en s'étageant sur les plis radiés. La confluence de
l'éruption est quelquefois telle que toute la région anale
est criblée de vésicules et d'ulcérations succédant à leur
rupture. Ces vésicules et ces ulcérations sont habituellement plus petites que celles de l'herpès des grandes lèvres;
elles s'entourent d'une aréole de peau d'un rouge vif. Il ne
faudrait pas les confondre avec la folliculite périanale, dont
les boutons affectent un caractère accuminé des plus nets,
et dont la marche est plus lente. Nous avons vu, dans plusieurs observations, l'éruption atteindre des hémorrhoïdes
procidentes, la muqueuse intra-anale elle-même, et déterminer alors des troubles spéciaux sur lesquels nous reviendrons.

3° *Rupture des vésicules et transformation pseudo-membraneuse.* — Nous insisterons d'autant plus sur cette
phase de transformation de l'herpès vulvaire, qu'elle n'est,
pour ainsi dire, pas indiquée dans les auteurs ; et cependant cette évolution de la lésion se rencontre d'une façon
presque constante.

Quand les vésicules et les plaques bulleuses que nous avons décrites sont très rapprochées les unes des autres, elles aboutissent fatalement à la transformation pseudo-membraneuse, comme le démontrent toutes nos observations. Quand au contraire, les vésicules sont isolées ou qu'il s'agit d'une simple plaque, comme dans l'herpès solitaire, cette transformation peut manquer, les vésicules d'herpès se crever, et aboutir à une ulcération qui sèche rapidement.

Dans ces cas, du reste, l'absence de la période couenneuse est due le plus souvent, soit au frottement des vêtements, soit au grattage, qui enlèvent la coque de la vésicule et hâtent la cicatrisation.

Dans les cas d'herpès confluent où la transformation pseudo-membraneuse est le mieux marquée, les organes génitaux externes prennent un aspect des plus bizarres. Les grandes lèvres, la rainure interfessière, les plis génito-cruraux sont couverts de plaques d'exsudat blanchâtre ou blanc grisâtre ; la surface de ces plaques est irrégulière, elles sont comme plissées et chiffonnées, et englobent dans leur masse les poils de la région. Le contour en est sinueux, festonné, et rappelle l'origine multivésiculaire de la plaque qui semble formée par une transformation spéciale des coques vides des vésicules. Sur les grandes lèvres, les pseudo-membranes affectent de préférence la forme d'une ellipse allongée dans le sens de l'axe de la région, et de plus elles sont entourées par un tracé de peau d'un rouge carmin ; elles sont peu adhérentes et laissent à nu, lorsqu'on les détache, une surface ulcérée d'un rouge vif, extrêmement cuisante et saignant facilement. Les pseudo-membranes qui se produisent vers l'anus ou à la face interne des grandes lèvres se détachent plus difficilement que celles qui naissent en d'autres régions. Quelques-unes même présentent une adhérence remarquable, mais ce fait doit être considéré comme une exception.

Bien que les pseudo-membranes puissent se produire dans les plis génito-cruraux, à la face interne des fesses et des cuisses, partout enfin où les vésicules d'herpès apparaissent; leur siège de prédilection est les grandes lèvres. Des conditions d'humidité spéciale à ces régions, peut-être aussi les caractères anatomiques de la peau, favorisent leur développement. C'est à la face externe des grandes lèvres qu'on peut enlever des plaques pseudo-membraneuses *de 4 à 5 centimètres de long sur plus de 1 centimètre de large*, comme nous l'avons fait à plusieurs reprises. Il est rare que dans les autres points les pseudo-membranes atteignent ces dimensions. Ces plaques d'aspect blanchâtre, qui recouvrent quelquefois presque complètement la vulve, pourraient, avec beaucoup de raison, être comparées aux plaques de l'angine herpétique, et il est probable qu'un processus identique amène dans deux régions différentes un état analogue. A l'angine couenneuse correspond donc la *vulvite couenneuse*.

Cette transformation des vésicules herpétiques à la vulve nous a paru se faire rapidement. C'est le plus souvent dans l'espace d'une nuit que ce phénomène s'opère, et nous avons souvent, à la place des vésicules vues la veille, retrouvé une plaque pseudo-membraneuse. La première condition de cette transformation semble être la rupture de la vésicule ou de la bulle herpétique. Si la vésicule ne se rompt pas, ce qui est l'exception, le liquide reste transparent, se résorbe et la coque se dessèche. Au contraire, quand la vésicule se rompt, le liquide se coagule; l'enveloppe de la vésicule, qui était transparente, subit une imbibition qui la rend d'un blanc opaque. On trouvera du reste en partie l'explication de ce fait dans l'étude histologique que nous avons faite de la lésion. L'action de l'air paraît jouer un rôle dans cette transformation couenneuse. Il nous est arrivé souvent, en examinant les malades à notre visite du soir, de crever quelques bulles et de retrouver le lendemain à leur place une pseudo-membrane, tandis que celles que nous avions respectées n'avaient subi aucune modification.

Quand les vésicules sont voisines, qu'elles sont très nombreuses, beaucoup d'entre elles se rupturent simultanément, le liquide qu'elles contenaient fuse et se coagule, englobant dans une même plaque les enveloppes de nombreuses vésicules primitivement isolées.

La durée de la période couenneuse ou pseudo-membraneuse de l'herpès confluent est assez variable ; elle dépend beaucoup du traitement auquel sont soumis les malades. Les bains prolongés, l'application des cataplasmes hâtent son évolution. Le prurit extrême qui tourmente les malades et les porte sans cesse à se gratter n'est pas non plus sans influence. Dans la majorité des cas, la pseudo-membrane persiste trois à quatre jours ; nous en avons vu qui résistaient cinq, six jours et même plus, sans grande modification.

Quoi qu'il en soit, la plaque, en disparaissant, peut se détacher tout d'une pièce, mais souvent les bords, plus adhérents, persistent, alors que la partie centrale a disparu depuis longtemps. Nous touchons à une autre période de l'herpès confluent, la période d'ulcération, qui a une importance si considérable au point de vue du diagnostic.

4º *Période d'ulcération*. — M. Fournier, dans ses Leçons sur la syphilis chez la femme, dans celles plus récentes sur l'herpès (Gaz. des hôpitaux, 1878), a décrit d'une façon magistrale les caractères de l'ulcération herpétique ; mais il s'est surtout occupé de l'ulcération herpétique solitaire, celle que l'on a si souvent confondue avec le chancre syphilitique à forme érosive.

Dans l'herpès confluent de la vulve, il existe plusieurs variétés d'ulcérations et comme forme et comme étendue, variétés nettement indiquées dans la plupart de nos observations. Quand les plaques d'herpès ont subi une évolution simultanée, le nombre des ulcérations qui occupent les organes génitaux est très considérable : il n'est pas rare d'en trouver une quarantaine. et il y en aurait bien davantage si les vésicules n'avaient pas fusionné et transformé en une ulcération unique des ulcérations multiples primitivement isolées. L'apparition des vésicules avait amené une sorte de détente dans les symptômes ; l'hypérémie et la rougeur des organes génitaux avaient diminué, les douleurs s'étaient atténuées. La période ulcéreuse se caractérise, au contraire, par une sorte de recrudescence : les rougeurs et la cuisson reparaissent.

Les ulcérations peuvent être rapportées à trois types. Les unes, régulièrement circulaires, ont, en moyenne, les dimensions d'une lentille ; leurs bords sont nettement limités ; leur fond est plat, d'un rouge vif ; quelquefois elles présentent un aspect cupuliforme des plus nets. Ces ulcérations sont produites par la rupture d'une seule vésicule, elles nous ont paru siéger de préférence dans les plis génito-cruraux, la rainure interfessière et sur les plis radiés de l'anus. Leur nombre, dans cette dernière région, est quelquefois si considérable que l'on en compte plusieurs centaines.

A la seconde catégorie des ulcérations appartiennent celles qui résultent de la fusion d'un petit groupe de vésicules depuis deux jusqu'à six ou huit. Ce sont ces ulcérations qui prennent la forme de huit de chiffre, de bissac, de trèfle, de rosette. Dans ce dernier cas, les bords sinueux de l'ulcération peuvent présenter des festons à peu près égaux, quand ils résultent de la fusion de vésicules de même dimension ; mais dans la majorité des cas, il n'en est pas ainsi, et la régularité de la figure est altérée par des prolongements irréguliers.

L'ulcération qui résulte de la fusion de quatre à cinq vésicules, est celle que l'on rencontre le plus souvent, celle dont M. le professeur Fournier a indiqué nettement les caractères et les bords polycycliques. Ces ulcérations ont une étendue qui va d'une pièce de 50 centimes à celle de 1 franc ; leur fond est d'un rouge vif, semé parfois de taches jaunâtres ; leurs bords festonnés sont comme tracés avec la pointe d'une aiguille ; enfin la peau qui les entoure peut être elle-même légèrement tuméfiée et présenter une teinte rosée. Le fond, la plupart du temps, est parfaitement souple, mais il n'est pas absolument rare de le trouver un peu induré, surtout chez les malades atteintes d'uréthro-vaginite blennorrhagique, le contact du pus déterminant une vive irritation. L'inflammation est quelquefois telle que la peau des grandes et des petites lèvres et même le tissu cellulaire sous-cutané présentent un gonflement remarquable. A un examen superficiel, on pourrait croire à des ulcérations d'une autre nature.

Mais c'est surtout dans les ulcérations herpétiques dont nous faisons uue troisième catégorie, que la tuméfaction et le gonflement s'accentuent. Ces ulcérations, plus rares que les précédentes, paraissent résulter de la fusion de plusieurs grandes ampoules herpétiques.

Nous en avons vu qui occupaient la face externe ou la face interne des grandes lèvres dans presque toute leur étendue, ou bien le pli génito-crural dans plus de la moitié de sa hauteur; empiétant même sur la face interne de la cuisse. Le fond des ulcérations est d'un rouge fort vif, présentant çà et là des restes de pseudo-membranes blanchâtres. Le contour en est aplati, sinueux, quelquefois mal limité, et se continuant par une transition graduée avec la peau voisine, qui est également rouge et hyperémiée. Un point nous semble avoir une grande importance pour le diagnostic : dans ces vastes exulcérations, il arrive que les bords ont perdu leur caractère : en les examinant avec soin, on trouvera souvent qu'une de leurs extrémités a un contour festonné et nettement policyclique, tandis que le reste de la plaque ne présente pas cette apparence spéciale. D'autres fois, l'état festonné des bords sera plus étendu, et l'on se prononcera plus aisément.

Une particularité nous a frappé : lorsque les ulcérations herpétiques siègent sur la face externe ou interne des petites lèvres, celles-ci s'œdématient facilement et peuvent tripler de volume. C'est un œdème mou, demi-transparent, qui fuit sous le doigt. Nous avons souvent vu un œdème offrant des caractères analogues, dans le cas où des chancres mous occupaient la même région.

Quelques auteurs parlent d'ulcérations herpétiques, dont le fond est déprimé et comme creusé en entonnoir; il nous est arrivé de rencontrer cette variété, mais nous la croyons rare. D'une façon générale, le fond des ulcérations herpétiques est absolument plat.

Nous devons cependant signaler à ce propos une de nos observations (observation IX), dans laquelle un herpès génital coïncidait avec des chancres mous, et où une inoculation spontanée s'est faite sur les ulcérations herpétiques. Dans ce cas, en effet, le fond, absolument plat des surfaces ulcérées, n'a pas tardé à se creuser et à prendre les caractères du chancre mou ordinaire.

6° *Période de réparation.* — Quand les ulcérations herpétiques tendent à la cicatrisation, on les voit *s'encadrer d'un petit liséré de couleur carmin* parfaitement régulier, large d'un 1/2 à 1 millimètre ; ce liséré est signalé dans presque toutes les observations. Il peut donc devenir un signe précieux de diagnostic dans les cas où l'on ne voit les malades qu'à la dernière période de leur affection, d'autant plus qu'on ne le rencontre guère dans les ulcérations vulvaires d'une autre nature. Il est surtout bien net sur les ulcérations qui siègent aux grandes lèvres, ou dans les plis génito-cruraux.

Ce signe frappe d'autant mieux l'observateur, et il ressort d'autant plus nettement que les ulcérations d'un rouge vif, après la chute de la couenne qui les recouvrait, se voilent de nouveau d'une très légère pellicule d'un blanc jaunâtre ; pellicule bien distincte de la pseudo-membrane décrite auparavant et précédant immédiatement la réparation épithéliale. Dans les plis génito-cruraux et aux cuisses, il peut arriver que le fond des ulcérations se sèche très rapidement, et se recouvre d'une croûte couleur ocre, très adhérente, analogue à celle qui se produit pour les écorchures superficielles en d'autres points du corps.

Aux grandes et aux petites lèvres, la légère pellicule que nous avons signalée disparaît rapidement devant la réparation épithéliale.

Après cicatrisation complète, la place des ulcérations reste longtemps marquée par des taches violacées ou rosées. Nous les avons retrouvées à plusieurs reprises, deux et même trois mois, mais après la maladie. Il n'est pas rare de voir la peau, à la place de l'ulcération, se déprimer légèrement, l'épiderme présenter un état plissé particulier, comme si le tégument externe souffrait dans sa nutrition. Avant toute chose, nous appellerons l'attention sur un mode de cicatrisation qui a dû donner lieu à bien des erreurs d'interprétation. Il arrive très souvent que la peau, dans le point ulcéré, se cicatrise en subissant *une sorte d'hypertrophie, de façon a former une véritable plaque saillante qui ressemble à s'y méprendre à la plaque muqueuse syphilitique.* Il nous semble que depuis que Legendre a signalé ce fait on n'a pas assez insisté sur sa fréquence, et sur la gravité des erreurs auxquelles il peut donner lieu. Plusieurs fois, à la consultation de l'hôpital de Lourcine, il nous est arrivé des malades, avec des lettres de recommandation, portant en marge : accidents syphilitiques, alors qu'un examen attentif et l'évolution de la lésion nous prouvaient que nous avions affaire à de l'herpès en voie de réparation. Quand l'ulcération herpétique subit cette phase hypertrophique, le fond se déterge, se couvre d'épithélium, tout en conservant une teinte violacée, puis il s'elève et bombe en quelque sorte de façon à former des plaques saillantes de 1 et même 2 millimètres, et ayant l'étendue d'une pièce de 50 centimes et de 1 franc. Les bords de ces plaques n'ont plus, dans la majorité des cas, l'aspect policyclique, si précieux

pour le diagnostic des ulcérations, le liséré carmin lui-
même a disparu. Toutefois, ces plaques cicatricielles abandonnées à elles-mêmes n'atteignent jamais le volume des
plaques syphilitiques; après une certaine évolution, elles
rétrogradent spontanément; de plus, leur surface est sèche
et ne sécrète pas le liquide sanieux et fétide des plaques
muqueuses. L'aspect mamelonné qu'elles donnent parfois
aux grandes lèvres n'est pas aussi prononcé que lorsqu'il
s'agit d'accidents] syphilitiques. Après cinq à dix jours de
durée, elles s'effacent, et à la saillie primitive succède
une légère dépression ridée qui conserve longtemps une
teinte bistrée ou violacée.

HERPÈS DES MUQUEUSES,

En même temps que l'éruption herpétique se fait à la
surface de la peau, il arrive souvent que la muqueuse des
organes génitaux est atteinte de la même façon. Gueneau
de Mussy (Clinique de l'hôtel-Dieu) a signalé depuis longtemps cette relation, elle est nettement indiquée dans
plusieurs observations de son mémoire sur l'herpétisme
utérin. L'évolution de la lésion à la surface des muqueuses
parcourt à peu près les mêmes phases qu'à la surface de la
peau; toutefois, vu l'humidité des régions, la marche est
plus rapide et les différentes phases plus difficiles à suivre.
Très souvent, on ne constate la lésion qu'à la période d'ulcération.

A la vulve, il n'est pas rare de voir l'éruption des
grandes lèvres gagner la portion muqueuse de la fourchette, les caroncules myrtiformes et même l'entrée du
vagin; toutefois, ce fait se rencontre rarement, et la muqueuse vaginale présente, dans l'herpès génital, cette

immunité spéciale qui a été signalée pour le chancre mou et le chancre induré. Quand l'éruption herpétique siège à l'entrée du vagin, les caroncules myrtiformes sont d'un rouge sombre, très augmentés de volume, comme œdématiés, la muqueuse sur laquelle ils reposent participe elle-même à cette tuméfaction, et tend à faire comme hernie au dehors. Tantôt les ulcérations herpétiques sont bornées à la muqueuse; tantôt la moitié des ulcérations herpétiques occupe le tégument externe, tandis que l'autre moitié pénètre dans l'intérieur du vagin; il est rare qu'elles aillent dans cette direction plus loin que 1 à 2 centimètres.

Dans toutes nos observations nous n'en trouvons aucune où une éruption herpétique soit signalée à la partie moyenne du vagin, et celles que nous décrivons à la partie antérieure de ce conduit nous semblent être un simple empiètement des ulcérations vulvaires.

Les éruptions herpétiques qui se font à la surface du col utérin sont plus ou moins confluentes; tantôt on observe un groupe de quatre ou cinq vésicules entourées d'une muqueuse rouge et tuméfiée, quelquefois il existe plusieurs groupes; quoi qu'il en soit, l'éruption semble occuper avec prédilection la lèvre inférieure du col. Dans tous ces cas l'évolution de la lésion est tellement rapide, qu'il est souvent difficile de surprendre l'existence des vésicules. Dans la majorité des cas, on se trouve en face d'une ulcération à bords polycycliques, à fond plat, d'un rouge cerise et nettement limitée. Mais l'ulcération peut n'avoir pas des caractères aussi marqués et la coïncidence des vésicules herpétiques à la surface de la peau permet seule de la rapporter à sa nature probable. Dans certains cas on est plus heureux, et on trouve les ulcérations couvertes d'une pseudo-membrane formée par l'enveloppe des vésicules rompues. Au lieu d'être discret l'herpès du col peut être confluent. L'observation II en est un exemple des plus remarquables. Dans ce cas les vésicules herpétiques étaient en effet tellement confluentes que la surface du col avait l'aspect mamelonné et transparent de la pulpe de l'orange. Ces vésicules voilaient complètement la muqueuse du col et empiétaient même, en certains points de la périphérie, sur la muqueuse vaginale. C'est assurément à un véritable hasard que nous avons dû la constatation d'un état vésiculeux de la muqueuse du col porté à un degré aussi prononcé. Dès le lendemain la lésion avait changé d'aspect et il ne restait plus à la place des vésicules qu'une sorte de pseudo-membrane d'aspect chiffonné et irrégulier. Dans ces cas, après la chute de la pseudo-membrane, le col utérin apparaît totalement dépouillé de son épithélium, présente un aspect granuleux et une couleur d'un rouge cerise. La réparation ne tarde pas à se faire, elle marche de la périphérie à la partie centrale. La lèvre supérieure reprend rapidement son état normal, mais la lèvre inférieure peut rester longtemps ulcérée. Cette persistance de l'ulcération en ce point nous paraît due au contact du liquide filant et visqueux, purulent ou non qui s'écoule de la cavité du col. *L'hypersécrétion de la muqueuse de la cavité utérine* au moment des poussées herpétiques est indiquée chez bon nombre de nos malades ; elle nous a paru dans certains cas être déterminée par une extension de la vaginite, d'autres fois il nous a semblé qu'une leucorrhée chronique subissait une exacerbation passagère, sous l'influence de l'herpès.

La muqueuse anale peut être également le siège d'éruptions herpétiques et nos observations confirment en ce point celles de Fournier et de Dreyfous. (Gaz hebdomadaire, 1876), L'herpès intra-anal s'accompagne presque constamment d'herpès périanal. Nous avons vu les vésicules et les ulcérations herpétiques siéger tantôt sur des hémorrhoïdes procidentes, tantôt sur la muqueuse elle-même congestionnée et formant bourrelet, tantôt enfin remonter sur la muqueuse rectale, dans l'étendue de plus d'un centimètre. Les ulcérations herpétiques peuvent être en ce point régulièrement circulaires, à fond d'un rouge vif et très petites, ou bien plus considérables, résulter de la confluence de plusieurs vésicules, et alors présenter des bords policycliques. Quant aux vésicules qui précèdent les ulcérations, elles subissent comme dans les autres parties la transformation couenneuse. Les pseudo-membranes présentent même autour du rectum une adhérence remarquable : dans l'une de nos observations la production pseudo-membrane remontait à près d'un centimètre dans l'intérieur de la cavité rectale.

En même temps que les ulcérations herpétiques subissent leur évolution, les ganglions du pli de l'aine qui reçoivent les vaisseaux lymphatiques des parties malades participent eux-mêmes à l'inflammation de ces parties.

Sans vouloir donner l'adénite inguinale comme absolument constante dans l'herpès génital, (elle est signalée dans toutes nos observations), nous la croyons extrêmement fréquente. Quelques auteurs qui ont fait des travaux sur l'herpès génital chez l'homme, et en particulier Doyon, se sont basés sur l'absence d'inflammation ganglionnaire pour diagnostiquer l'herpès du chancre induré. Si nous en jugeons d'après ce que nous avons vu chez la femme, c'est un signe dont la valeur est bien médiocre et auquel il ne faudra guère se fier. Presque toujours en effet nous avons trouvé un engorgement ganglionnaire plus ou moins accentué selon les cas. Dans un premier degré les ganglions sont indolents, légèrement indurés, et se dessinent mieux sous le doigt qu'ils ne le font habituellement ; dans un degré plus accentué les ganglions sont très augmentés de volume, il existe de la tension dans les aines et de la gêne de la marche. Enfin nous avons pu voir, et le fait correspond à deux de nos observations, un ganglion du pli . de l'aine acquérir le volume d'une petite noix et présenter une douleur vive à la pression. Il s'est agi évidemment dans tous ces cas d'une adénite à marche subaiguë, plus ou moins accentuée suivant le nombre plus ou moins considérable des ulcérations, et le degré d'irritation des parties. Il n'y avait aucune tendance à la suppuration, la douleur à la pression ainsi que la gêne de la marche disparaissaient après quelques jours de repos.

Histologie pathologique. — Nous avons pu étudier sur un certain nombre de malades le mode de formation des vésicules herpétiques et leur transformation couenneuse. Nous le devons en partie à la complaisance de notre excellent maître M. Gouguenheim, médecin de l'hôpital de Lourcine, à celle de notre collègue et ami Soyer, qui ont bien voulu nous montrer des malades atteintes d'herpès, toutes les fois que l'occasion s'en est présentée. Les recherches que nous avons faites cette année ont ainsi pu compléter celles de l'année dernière. Nous ne saurions trop remercier notre ami Desfosses, préparateur du professeur Panas, de ses excellents conseils. Les portions de peau ou de fausse membrane herpétique que nous avons pu nous procurer nous ont permis de suivre la lésion dans ses diverses périodes.

Parmi ces pièces, les unes ont été durcies dans l'alcool absolu, les autres ont passé par l'alcool, l'acide picrique, la gomme et l'alcool. Le picro-carmin nous a donné des résultats plus nets que ceux que nous avons obtenus avec d'autres matières colorantes, l'hématoxyline, l'éosine, etc.

Le début de la lésion (période congestive) était intéressant à étudier, parce que l'épiderme subit des modifications qui préparent la formation de la bulle herpétique. La couche épidermique, considérée dans son ensemble, est un peu épaissie, les cellules de la couche muqueuse paraissent être augmentées de volume. En examinant la coupe avec attention, on trouve dans la préparation un point qui offre des lésions nettes. Ce point correspond aux cellules les plus superficielles de la couche de Malpighi, à celles qui sont en contact immédiat avec la couche cornée, la partie centrale de ces cellules se creuse en cavité, tandis que le noyau se ratatine et se désagrège ; bientôt la cavité centrale de la cellule augmente au point que cette cellule est transformée en une sorte de couronne criblée de granulations. Quatre, cinq cellules de la couche superficielle, subissent cette transformation simultanément, elles se détruisent et laissent à leur place une solution de continuité, qui nous a paru être le point de départ de la vésicule. A un degré plus avancé, quinze à vingt cellules ont subi cette transformation. La couche cornée, qui ne paraît guère jouer qu'un rôle passif, est refoulée. La cavité ainsi produite renferme des noyaux libres, des granulations, de larges cellules épithéliales, ou leurs débris. Les cellules de la couche de Malpighi, voisines de la lésion, offrent des degrés variés d'altération suivant qu'elles en sont plus ou moins éloignées. Les plus voisines présentent une grande excavation dans leur partie centrale. Cette excavation est moindre pour celles qui sont plus éloignées.

Le derme lui-même est congestionné, mais la lésion ne dépasse pas les papilles. Les corpuscules du tissu conjonctif s'y dessinent plus nettement qu'à l'état normal, des éléments embryonnaires se distinguent dans le voisinage des anses vasculaires.

Si au lieu d'étudier une plaque hyperémiée on prend une vésicule dans la période moyenne de son évolution, on aura des degrés divers d'altération suivant que la coupe passera à la périphérie ou au centre de la vésicule.

Il importe du reste d'examiner successivement toutes les coupes faites sur une même vésicule. Dans les coupes passant à la périphérie, on aura une cavité limitée d'un côté par la couche cornée de l'épiderme, d'un autre par la couche de Malpighi, mais les cellules qui composent cette couche se sont desagrégées, plusieurs rangs en ont été détruits, en suivant un processus pathologique, identique à celui que nous avons décrit au début. Quelques-uns des sillons interpapillaires comblés par des cellules à l'état normal en sont dépouillés, au point que certaines papilles s'offrent à nu dans toute leur étendue ; d'autres, au contraire, ne sont dépouillées qu'à leur sommet.

La cavité de la vésicule présente un aspect variable suivant les cas, elle présente souvent à sa périphérie des trabécules formant un réseau que l'on distingue très·bien en faisant varier la vis du microscope. A cette période, la vésicule renferme des leucocythes, de larges cellules épithéliales, présentant deux trois et même quatre noyaux, des noyaux libres, de la fibrine à l'état fibrillaire et de nombreuses granulations.

Quand on étudie une coupe passant par la partie centrale de la vésicule, les lésions sont bien plus accentuées, la couche de Malpighi est détruite dans sa totalité, ou bien il ne reste que quelques îlots de cellules appartenant à la

partie la plus profonde. Le derme dans sa couche superficielle est infiltré d'éléments embryonnaires, les papilles
sont affaisées et en certains points ont complètement disparu.

Quand la vésicule siège sur une muqueuse, vulve, vagin,
la lésion parcourt la même évolution, mais la marche est
tellement rapide qu'il est difficile d'en suivre les phases.
Toutefois la vésicule paraît débuter non pas entre les cellules superficielles et les cellules profondes, comme pour
l'épiderme, mais entre le derme de la muqueuse et son
épithélium. Les cellules les plus profondes, de cet épithélium subissent une transformation vésiculeuse plus nette
que pour les cellules du tégument externe ; il se forme une
cavité remplie de noyaux libres, de cellules désagrégées, et
de granulations. Cette cavité constitue la vésicule, sa base
correspond au derme de la muqueuse. Le derme a subi une
irritation fort vive ; la coupe est semée de nombreux éléments embryonnaires. Ces éléments fortement colorés par
le picro-carmin sont rangés entre les divers faisceaux de
tis u fibreux qui constituent le derme de la muqueuse, et
constituent souvent des lignes parallèles à sa surface.
Quand on étudie la vésicule à un degré plus avancé, la cavité ne renferme plus que des fines granulations, et l'enveloppe de la vésicule elle-même est réduite à deux ou trois
rangs de cellules fort altérées.

La transformation couenneuse ou pseudo-membraneuse
des vésicules présente des caractères macroscopiques très-
nets ; cette transformation s'affirme également par des caractères histologiques.

Quand on fait de ces pseudo-membranes une coupe com-
prenant avec elles toute l'épaisseur de la peau sur laquelle
elles reposent, on remarque ce qui suit. La couche cornée

de l'épiderme, qui formait l'enveloppe des vésicules, a doublé ou triplé d'épaisseur. L'aspect feuilleté qu'elle présente à l'état normal a complètement disparu. A part quelques noyaux disséminés çà et là, on dirait une substance amorphe. Cette partie, qui constitue la portion résistante de la pseudo-membrane, se colore très difficilement, que l'on emploie le picro-carmin ou l'hématoxyline. Cette faiblesse de coloration contraste vivement avec la teinte foncée des éléments renfermés dans l'ancienne vésicule, et avec celle des portions épidermiques restées saines.

Au lieu d'étre régulière à la coupe, la portion superficielle de la pseudo-membrane peut offrir des solutions de continuité et se creuser d'un certain nombre de cavités.

Si l'on emploie un fort grossissement (ocul. 3, obj. 7, Verick.), on distingue, en faisant varier la vis du microscope, un aspect vaguemeux réticulé, sur cette partie que l'on avait pu croire au début complètement amorphe. Cet état reticulé devient net dans la couche muqueuse. Quelques-unes de nos préparations rappellent, à s'y méprendre, celle des fausses membranes expérimentales, dont notre bon ami et excellent collègue Leloir a donné la figure et la description.(Arch. de physiol.,1880).Les cellules, plus volumineuses qu'à l'état normal, ont perdu l'aspect dentelé de leurs bords ; elles sont séparées les unes des autres par des espaces clairs qui nous semblent être le produit d'un exsudat intercellulaire, englobant les éléments dans ses mailles. D'autre part, il s'est fait un vide au centre de la cellule, le noyau est plissé et ratatiné ; mais le corps luimême de la cellule persiste et se distingue nettement. Sur d'autres points de la pseudo-membrane la lésion est à un degré bien plus avancé. C'est un réticulum à mailles larges, plus ou moins régulieres. Ces mailles sont remplies d'éléments .en dégénérescence granulo-graisseuse, et d'éléments embryonnaires qui se . colorent très fortement ; quelques larges cellules épithéliales peu modifiées se rencontrent encore. A un période plus tardive, il est difficile de trouver l'aspect réticulé, la masse entière de la pseudo-membrane, à part les couches les plus superficielles, a subi une dégénérescence granuleuse complète.

TROUBLES FONCTIONNELS,

Il est assurément en dehors de l'herpès vulvaire confluent peu d'affections qui aient un début aussi menaçant pour un pronostic aussi léger.

L'intensité des troubles locaux et généraux qui précèdent et accompagnent l'éruption se marque de telle façon qu'elle en imposerait facilement à un observateur peu attentif et que l'on pourrait songer à une maladie grave là où il n'y a guère qu'un trouble pathologique momentané. Un frisson souvent violent mais de courte durée, un malaise général des plus accentués, une céphalalgie intense affectant de préférence la région frontale, quelques nausées tels sont les symptômes qui accompagnent la période congestive et précèdent immédiatement l'éruption. Nous avons pu voir deux ou trois fois des malades au moment de leur poussée herpétique, avec la face congestionnée, les pommettes rouges, une température de plus de 39°, et un état de malaise et d'agitation indéfinissable.

Les troubles fonctionnels qui surviennent du côté des

organes génitaux ont une importance et une acuité bien autrement considérables. Il semble en effet que tous les symptômes les plus violents de la congestion cutanée se donnent la main pour se localiser vers la vulve. C'est tout d'abord une sensation de prurit fort vif, puis au prurit succède la cuisson et un sentiment de chaleur avec battements. Cette cuisson d'abord légère s'accentue, cela devient de la brûlure, et la douleur est comparable à celle d'un fer rouge que l'on promènerait à la surface de la peau (ignis sacer.)

A ce moment la situation des patientes est vraiment intolérable. Elles sont en proie à la plus vive agitation, on les voit se remuer sans cesse dans leur lit, sans qu'aucun changement de position puisse leur procurer le calme ; quelques-unes n'y pouvant plus tenir s'en précipitent et cherchent dans l'application de compresses d'eau froide un soulagement momentané contre le feu qui les dévore. Avec cette sensation de feu particulière et si caractéristique peuvent coïncider des élancements névralgiques qui sont pour certains auteurs la marque d'une variété spéciale d'herpès génital (herpès névralgique zona génital.) Les élancements névralgiques suivent le trajet des branches collatérales et terminales du plexus lombaire.

L'herpès névralgique des organes génitaux bien décrit chez l'homme par Mauriac (Gaz. des hôpit., 1876) paraît avoir été peu observé chez la femme. Nous n'en avons guère trouvé en dehors des faits qui nous sont personnels que deux observations bien nettes. L'une appartient à Lande, de Bordeaux (Journal de médecine de Bordeaux, n°s 33, 34, 1877) ; l'autre a été publiée par Peltier dans l'Union médicale du Nord-Est (obs. de zona génital nov. 1878). Chez plusieurs de nos malades dont les observations sont à la fin de cette thèse nous avons trouvé des phénomènes névralgiques très accentués. Une sensibilité particulière à la pression dans la région lombaire, des irradiations douloureuses partant de la même région, et aboutissant à la face antéro-interne des cuisses, aux grandes lèvres, à l'anus, à la fesse et enfin plus rarement atteignant le nerf sciatique lui-même.

Dans tous ces cas la peau est le siège d'une hyperesthésie marquée, la moindre piqûre d'épingle est très vivement ressentie et détermine des mouvements réflexes exagérés. Cette hyperesthésie nous l'avons constatée sur les points de la peau intermédiaires aux vésicules et sur les ulcérations elles-mêmes. Ce n'est donc pas sans raison que Charcot fait remarquer que ces affections ne résultent pas « d'une diminution d'action d'une paralysie des nerfs, mais au contraire d'une exaltation de leurs propriétés. » (Soc. biologie 1873.) Cette hyperesthésie se calme lorsque les ulcérations herpétiques marchent vers la cicatrisation, à la période d'excitation paraît succéder un affaiblissement de l'influx nerveux. Les points ulcérés après leur cicatrisation présentent souvent une diminution très nette de la sensibilité. Le fait est signalé dans quatre de nos observations.

Que l'herpès génital confluent s'accompagne ou non d'élancements névralgiques ; il se produit du côté du rectum, de la vessie, de l'appareil utéro-ovarien, un certain nombre de troubles que nous décrirons avec soin, car les auteurs gardent à leur sujet un silence presque absolu.

Le ténesme vésical est un symptôme constant dans l'herpès confluent de la vulve. Les malades sont tourmentées par des envies d'uriner qui aboutissent à l'excrétion de quelques gouttes d'un liquide rougeâtre. Ce liquide détermine

en traversant le canal, une sensation de brûlure intense, il
n'est même pas rare de voir à la suite des efforts incessants
que font les malades sortir quelques gouttes de sang.
Dans une de nos observations (IX) la malade a eu à plusieurs reprises de l'hématurie. Ici la question se pose pour
savoir si la fluxion qui se fait vers les organes génitaux
peut atteindre le rein lui-même ; si on peut avoir dans
l'herpès des hématuries d'origine rénale. Nous le croirions
assez volontiers. Dans un cas, en effet, nous avons observé
une albuminurie passagère coïncidant avec l'éruption herpétique (obs. VII.) Les douleurs lombaires éprouvées par
la malade corroborent encore cette opinion. Peut-être
s'agit-il là d'un trouble dans l'innervation vaso-motrice
du rein aboutissant à une fluxion passagère ; trouble en
tout semblable à celui qui se produit à la surface de la
peau ou des muqueuses.

Du côté du rectum se montrent un certain nombre de
phénomènes pathologiques non moins importants. Le
ténesme rectal est chose fréquente dans l'herpès confluent.
Il peut être poussé jusqu'à produire de véritables phénomènes dysentériques ; le fait a lieu surtout dans les cas
où les vésicules se montrent jusque sur la muqueuse rectale. Cette muqueuse se congestionne et la congestion peut
être poussée jusqu'à faire apparaître un bourrelet hémorrhoïdal (obs. V). La constipation est la règle, la douleur de
la défécation peut être telle que malgré les envies sans
cesse répétées dont sont travaillées les malades, elles ne
peuvent aboutir. L'utérus et l'ovaire sont souvent affectés
dans l'herpès confluent et l'hyperesthésie utéro-ovarienne
peut se montrer même dans les cas où la muqueuse du col
ne présente à sa surface aucune éruption herpétique. La
pression dans les fosses iliaques est vivement ressentie,

elle est surtout douloureuse dans la fosse iliaque gauche, l'ovaire de ce côté est plus fréquemment atteint que celui du côte opposé.

Il est une autre manière de constater l'hyperesthésie-utérine, et celle de ses annexes, c'est de pratiquer le tou-. cher. Les résultats que l'on obtient sont beaucoup plus nets. Lorsque le doigt introduit dans le vagin arrive sur le col, la simple pression sur cet organe produit peu d'effet. Il en est autrement si l'on essaye de repousser l'utérus en haut, et de le faire ballotter : on détermine dans ce cas une douleur fort vive qui retentit jusque dans la région lombaire. Les troubles utéro-ovariens peuvent ne pas se borner à l'hyperesthésie et aux douleurs. Des phénomènes de congestion pelvienne et même de pelvi-péritonite sont signalés dans plusieurs de nos observations. On constatera alors par le toucher outre la douleur une chaleur vive dans les culs-de-sac, des battements et même un certain empâtement, qui paraît siéger de préférence dans le cul-de-sac gauche. L'élévation de température produite par la poussée herpétique, au lieu de cesser rapidement après l'apparition des vésicules, se maintient; il existe un état gastrique caractérisé par des nausées et des vomissements. Dans des cas plus accentués, ce n'est plus un simple empâtement que le doigt constate dans les culs-de-sac, mais la présence d'une véritable tumeur dont la grosseur peut atteindre celle d'un œuf de perdrix (observation II). La relation de cette périmétrite avec une éruption herpétique du col, et des organes génitaux externes est bien nette dans cette observation. Y a-t-il eu propagation de l'inflammation par l'intermédiaire des lymphatiques? La chose se peut : ce que nous voulons constater avant tout, c'est que dans l'herpès génital confluent, la fluxion ne se borne pas à la peau, et aux muqueuses, mais qu'elle peut atteindre tout l'ensemble de l'appareil génito-urinaire ; utérus, ovaire, rein, vessie, rectum et le péritoine lui-même.

La nécessité de la description nous a contraint d'envisager successivement et par ordre les différentes périodes de l'herpès vulvaire confluent. Mais chez beaucoup de malades la confluence de l'éruption n'existe pas toujours d'emblée, et les groupes nombreux de vésicules signalés dans nos observations résultent assez souvent de deux, trois ou quatre poussées successives séparées par des intervalles de quelques heures ou même de quelques jours. Il résulte de là que chez un même sujet on peut embrasser d'un seul coup d'œil toutes les phases diverses de la maladie, il en résulte aussi que la durée moyenne de l'affection qui est de 12 jours peut se prolonger jusqu'à 15, 18 et même 20 jours.

II

Herpès génital discret.

Au lieu d'affecter les caractères d'une éruption confluente, l'herpès peut être beaucoup moins grave, et se borner à quelques plaques de vésicules. Quand il n'y a qu'un seul groupe l'herpès est dit *solitaire*. La forme discrète doit être sans contredit beaucoup plus fréquente que la forme confluente, les médecins qui dans léur clientèle peuvent suivre des malades plusieurs années de suite ont constaté son opiniâtreté et ses nombreuses récidives. L'éruption herpétique coïncide fréquemment avec chaque époque menstruelle d'où le nom de *bouton de règles* qui lui a été donné.

L'herpès discret présente à peu près les mêmes caractères que l'herpès confluent avec une atténuation considérable des symptômes. Les frissons, la céphalalgie peuvent manquer ou bien être très peu intenses, il n'y a guère la plupart du temps qu'un peu de malaise, de courbature et d'inappétence.

Les troubles génitaux se caractérisent par du prurit, de la chaleur, une certaine tension, mais la sensation de feu, de brûlure qui tourmente si fort les malades dans l'herpès confluente est très atténuée. Quand l'herpès se borne à une seule plaque, il peut n'exister qu'une cuisson légère qui disparaît après l'éruption.

Les troubles génitaux se bornent à une fréquence exagérée de la miction a du ténesme qui n'est jamais bien intense, La plupart du temps les urines ont leur coloration normale au lieu d'avoir l'aspect rougeâtre que nous avons décrit dans l'herpès confluent. Du côté du rectum on ne constate guère que de la constipation. Les élancements névralgiques et les irradiations douloureuses sont très atténuées ou n'existent pas. On ne constate guère que de l'hyperesthésie sur les plaques des vésicules ou dans leur voisinage immédiat. Cette hyperesthésie se reconnaît en touchant la plaque avec le doigt, mais elle est encore mieux perçue quand on la pique avec une épingle ; elle n'est pas bornée aux seules ulcérations mais s'étend à leur périphésie dans une zone de deux à trois centimètres.

La plupart du temps le système utéro-ovarien n'est pas influencé par l'éruption herpétique discrète ; mais il n'est pas moins certain que chez les femmes qui ont souffer d'une affection interne quelconque, ovarite, métrite, péri métrite, catarrhe du col ; il se produit en même temps que l'éruption cutanée une hyperesthésie notable dans la région hypogastrique. Peut-être même l'éruption herpétique discrète, qui se fait à la surface de la peau, est-elle en relation étroite avec une affection des organes génitaux internes? Chez presque toutes nos malades l'examen du col nous révélait un état catarrhal habituel ou une ulcération sur l'une des lèvres, ou bien encore des traces d'ancienne pelvi-péritonite; d'une façon constante la leucorrhée augmentait avec l'éruption sans prendre toutefois l'intensité du flux utérin qui se produit dans l'herpès confluent.

D'une façon générale les troubles fonctionnels sont peu accentués dans l'herpès discret; toutefois cette règle souffre des exceptions, il n'est pas absolument rare, qu'un violent frisson, une céphalalgie vive, des douleurs lombaires, génitales et crurales fort intenses aboutissent à l'apparition d'une simple plaque herpétique. L'éruption de quatre, de cinq vésicules juge un état de l'économie relativement grave, et fait cesser tous les symptômes menaçants :

L'évolution de la lésion ressemble beaucoup à celle de l'herpès confluent, mais les cinq phases que nous avons signalées se distinguent quelquefois moins nettement, vu la rapidité de leur évolution. Sur trois ou quatre plaques de peau rouge on voit naître les vésicules. Ces plaques siègent de préférence à la face externe des grandes lèvres. Ces vésicules d'abord isolées fusionnent souvent pour former des éléments bulleux plus considérables. Au lieu de naître sur des plaques congestives isolées, l'éruption herpétique, et le fait est commun chez des malades atteintes de vaginite peut avoir été préparée par un érythème généralisé de la vulve et des parties voisines ; les vésicules trouvent dans ce cas un terrain tout préparé et il est rare qu'elles se bornent à un simple groupe. Leur évolution paraît du reste hâtée et elles subissent rapidement la transformation couenneuse. Les ulcérations qui succèdent à la chute de la fausse membrane sont la plupart du temps circulaires à fond d'un rouge vif, à bords extrêmement nets. Quand les vésicules fusionnent elles donnent naissance à des ulcérations plus vastes, polycycliques, présentant les caractères de celles que nous avons décrites précédemment.

Parfois les ulcérations sont punctiformes, la partie centrale seule de la vésicule disparaît, la petite cavité se vide par cet orifice, tandis que le reste de l'enveloppe subit la transformation couenneuse et prend une teinte d'un blanc mat. Au pourtour se dessine une auréole d'un rouge vif.

La marche de la maladie surtout dans les cas d'herpès solitaire peut être fort rapide, une nuit y suffit. Nous avons à plusieurs reprises constaté chez des malades des ulcérations présentant tous les caractères de l'herpès, alors qu'un examen attentif, fait la veille, ne nous avait pas révélé la présence d'une seule vésicule.

Quelquefois les bords de l'ulcération modifiés par le grattage n'ont rien de spécial. Aussi grand est l'embarras lorsqu'une malade se présente avec une ulcération de ce genre. Il arrive en effet, que la différence qui la sépare d'un chancre infectant est fort difficile à apprécier. (Obs. XII, XIII). Le fond rouge de l'ulcération, l'état induré qu'elle présente assez souvent, le gonflement de la grande lèvre sur laquelle elle repose, l'engorgement ganglionnaire qui l'accompagne tout concourt à induire en erreur.

C'est pour ces cas que Ricord déclarait qu'il était impossible de porter un diagnostic immédiat, et Fournier n'a pas une autre opinion. Dans l'une de nos observations. (Observation XIII), la chose était tellement douteuse, que si nous n'avions revu et examiné la malade plus de six mois après sa sortie de l'hôpital, si nous ne nous étions pas convaincu qu'elle n'avait eu aucun accident secondaire peut être croirions-nous encore aujourd'hui à la syphilis?

La transformation couenneuse manque assez souvent quand il s'agit d'herpès solitaire, moins souvent quand l'herpès se compose de plusieurs plaques éruptives. Après la chute de la fausse membrane, les ulcérations même quand elles sont abandonnées à elles-mêmes se cicatrisent rapidement. Celles qui résultent d'une simple vésicule disparaissent sans laisser aucune trace; les autres sont plus longues à se réparer et laissent à leur place une teinte bistrée ou violacée. Le liséré carmin que nous avons décrit à la période de réparation de l'herpès confluent se montre avec une netteté égale dans l'herpès discret, il encadre les ulcérations qui entrent en voie de réparation.

La tendance hypertrophique des cicatrices est moins accentuée que dans l'herpès confluent; il n'est pas absolument rare toutefois que les plaques prennent cet aspect bombé et saillant que nous avons décrit précédemment.

L'herpès génital discret s'efface beaucoup plus vite que l'herpès confluent. Quand il n'y a qu'un tout petit nombre de vésicules, toute trace de la lésion peut disparaître en trois ou quatre jours, la durée moyenne est de sept à huit.

III

Herpès et syphilis.

L'herpès, génital que nous avons considéré jusqu'ici d'une façon isolée, peut coïncider avec des accidents syphilitiques, se mêler à eux et subir sous leur influence certaines transformations. L'éruption herpétique doit être étudiée dans ses rapports avec l'accident primitif de la syphilis, puis avec les accidents secondaires.

La présence simultanée à la vulve d'un chancre infectant et d'ulcérations ou de vésicules herpétiques se rencontre quelquefois. Le chancre peut, dans ces cas, affecter des caractères très nets et se distinguer sans difficulté des ulcérations herpétiques qui l'avoisinent. Il est évident que l'hésitation ne se concevra pas si l'on a, d'une part, une ulcération à fond plus ou moins déprimé reposant sur une base nettement indurée, ayant entraîné une tuméfaction considérable d'une des grandes lèvres, et un engorgement polyganglionnaire; et si, d'autre part, on a des ulcérations très superficielles, microcycliques à fond d'un rouge très vif non induré, et si en même temps quelques vésicules existent encore pour donner le dernier trait distinctif. Il n'en est pas toujours ainsi, l'accident primitif peut être une simple exulcération (chancre érosif de Fournier), les bords être mal limités, l'induration peu nette ; il peut être entouré de nombreuses ulcérations herpétiques placées immédiatement dans son voisinage et augmentant ainsi la confusion.

Nous reviendrons sur ce point au diagnostic. Il nous a semblé que dans la plupart des cas le chancre précédait l'éruption herpétique, et qu'il avait été le point d'appel d'une irritation se traduisant par une poussée vésiculeuse. L'éruption herpétique se borne fréquemment à l'apparition de trois ou quatre groupes de vésicules, plus rarement le chancre induré donne lieu à un herpès confluent. Mais il faut faire la part qui appartient à la vaginite et à l'uréthrite concomitantes, affections qui nous paraissent avoir une influence herpétigène bien autrement considérable que celle du chancre induré. Les ulcérations herpétiques accompagnant le chancre induré évoluent de deux façons : ou bien elles se cicatrisent rapidement, contrastant ainsi par la rapidité de leur guérison avec la persistance de l'accident primitif; ou bien elles affectent une tendance hypertrophique des plus marquées, et ne tardent pas à se transformer en plaques muqueuses vulgaires. Cette transformation, sur lequelle nous reviendrons, se produit surtout quand le chancre remonte déjà à plusieurs semaines et que d'autres accidents secondaires (roséole plaques muqueuses de la gorge) ont fait leur apparition.

Dans une deuxième catégorie de faits l'éruption herpétique coïncide avec des plaques muqueuses et évolue dans leur voisinage, Ces troubles fonctionnels locaux et généraux se font sentir de la même façon que dans les cas où la lésion reste isolée. Les vésicules, après avoir subi la transformation pseudo-membraneuse, laissent à découvert des ulcérations caractéristiques; mais à partir de là, la marche ordinaire se modifie et emprunte au terrain sur lequel elle évolue, une allure spéciale. A peine les ulcérations ont-elles paru 24 ou 48 heures après la chute de leur voile pseudo-membraneux, la tendance hypertrophique s'accuse, le fond qui était absolument plat devient saillant, les bords s'élèvent en perdant leur aspect polycyclique; en même temps se montre, dans le fond de l'ulcération qui en avait été privé jusque-là, une induration caractéristique. La surface de cette plaque hypertrophique se voile d'un léger exsudat grisâtre et sécrète un liquide sanieux et fétide. A une période plus avancée, les bords proéminent de trois, quatre et même cinq millimètres. La transformation en plaque muqueuse vulgaire est complète. On sait que l'éruption herpétique se fait par poussées successives, trois, quatre, et même davantage. On aura donc trois, quatre poussées de plaques muqueuses résultant de la transformation des ulcérations. Ainsi la syphilis se sert comme moyen d'évolution d'une affection qui, au premier abord, semble en être absolument indépendante.

Une troisième série de faits rares en vérité (Obs. XXI) présente cela d'absolument anormal, que l'herpès vulvaire paraît être le premier symptôme, le premier accident de la syphilis. La marche de la lésion, dans deux observations que nous donnons à la fin de cette thèse, nous a singulièrement surpris. Il s'agit de deux malades présentant l'herpès vulvaire le plus franc, le mieux caractérisé sans coïncidence d'aucune autre ulcération pouvant être prise pour un chancre infectant sans antécédents syhilitiques, et n'offrant aucun signe de cette diathèse à leur entrée à l'hôpital. Aussi étions-nous bien fondé à ne diagnostiquer là qu'un herpès génital simple. Grande fut notre surprise quand nous vîmes les ulcérations herpétiques se transformer en plaques muqueuses, les malades perdre leurs cheveux, des engorgements ganglionnaires se produire, la roséole apparaître des plaques muqueuses enfin se montrer sur les amygdales, et le voile du palais.

Différentes hypothèses se présentent pour expliquer des faits aussi anormaux. Faut-il admettre que le chancre n'a pas été reconnu par la malade, qu'il a passé complètement inaperçu et que l'éruption herpétique est survenue pour favoriser l'apparition des accidents secondaires, mais que cette éruption n'a avec la syphilis qu'une simple relation de coïncidence? On sait en effet que la plupart des syphiliographes et Fournier en particulier insistent sur ce fait que l'accident primitif échappe à quelques malades, sur-

.tout lorsqu'il s'agit d'un chancre à forme érosive. Nous avons pu constater nous-même plusieurs fois, la vérité de cette assertion. Faut-il au contraire, voir dans cet herpès qui précède et prépare l'apparition des plaques muqueuses, un accident secondaire, faut-il admettre un herpès syphilitique ?

Dans une troisième hypothèse, on pourrait considérer l'herpès comme le premier accident de la syphilis, comme quelque chose d'analogue à ce que Dubuc a décrit chez l'homme sous le nom de chancre multiple herpétiforme (Annales de dermatologie et de syphiliographie 1873-74). Sans vouloir recuser d'une façon absolue, les deux dernières hypothèses, nous ferons remarquer qu'elles prêtent singulièrement le flanc à la critique, et qu'elles s'éloignent de l'opinion de la plupart des auteurs, dans laquelle au contraire rentré la première.

DIAGNOSTIC.

Quand l'herpès de la vulve peut être suivi dans toute son évolution, quand les malades sont examinées dès l'apparition des premiers accidents, les difficultés du diagnostic sont bien atténuées.

Malheusement il n'en est pas ainsi dans la plupart des cas, c'est trois quatre jours et même plus après le début de l'affection que les malades se présentent à l'hôpital ; c'est-à-dire au moment de la période ulcéreuse. La première période de la maladie caractérisée par des plaques rouges a trop peu de durée pour que l'on ait à s'en inquiéter, au point vue du diagnostic, et nous abordons de suite la pérıode vésiculeuse. Il nous semble difficile de confondre avec quoi que ce soit l'herpès génital, dans cette seconde période. Le caractère des vésicules qui se présentent sous la forme d'ampoules remplies d'un liquide transparent ou légèrement ambré, leur fusion en bulles plus considérables, leur disposition par groupes, la brusquerie de leur apparition, les troubles généraux qu'elles déterminent, tout cela nous paraît être autant de signes bien caractéristiques. Peut-être à un examen superficiel, surtout s'il s'agit de l'herpès de la face externe des grandes lèvres ou de l'herpès péri-anal, pourrait on confondre cette affection avec de la folliculite simple ou chancreuse, mais le caractère acuminé des boutons de la folliculite, leur dureté, leur absence de transparence jugeront la question. Si on éprouvait quelque hésitation, on pourrait recourir à la dilacération de la vésicule ou du bouton. Dans le cas d'herpès, il s'écoule un liquide transparent et on trouve sous la vésicule une ulcération d'un rouge vif à fond plat, dans le cas de folliculite, il sort une humeur plus ou moins concrète, et l'ulcération qui résulte de la déchirure du bouton a un aspect cratériforme, le pemphigus sera distingué par l'étendue plus considérable des bulles, la couleur souvent rougeâtre de leur contenu, leur disposition non groupée et enfin leur étendue à tout le corps. Il est en effet tout à fait extraordinaire de trouver un pemphigus limité aux organes génitaux.

La principale difficulté du diagnostic celle à laquelle on se bute à chaque instant, apparaît avec la période ulcéreuse. Les ulcérations herpétiques peuvent être confondues avec le chancre simple, avec le chancre syphilitique, avec la vulvite érosive, avec les plaques muqueuses.

Lorsque l'herpès est confluent, que les grandes lèvres,

la partie supérieure de la face interne des cuisses sont couvertes d'ulcérations; le nombre considérable de ces ulcérations (on en compte quelquefois de 150 à 200) fera difficilement admettre la possibilité de chancres mous aussi nombreux. Quand on a affaire à de l'herpès discret, composé de trois à quatre groupes de vésicules, il en est autrement. Legendre signale cette difficulté et nous ne saurions mieux faire que de reproduire ses propres paroles. « *Les ulcérations herpétiques ressemblent souvent à s'y méprendre aux chancres non indurés de la vulve, la ressemblance est même parfois si grande qu'il devient nécessaire d'avoir recours à l'inoculation pour décider la question d'une manière positive.* » Legendre pour distinguer les ulcérations herpétiques des ulcérations chancreuses, insiste sur leur superficialité, leur multiplicité et l'aspect grisâtre de leur fond. Il ajoute que la présence simultanée de quelques vésicules isolées ou groupées, la rapidité de la guérison, le défaut de virulence sont d'excellents caractères différentiels (Legendre, Arch. gén. de médecine 1853, V. II). Ces distinctions comme le fait remarquer le professeur Fournier sont très bonnes quand elles existent, mais elles font souvent défaut.

Le fond de l'ulcération herpétique est quelquefois légèrement excavé et cupuliforme, quand cette ulcération est le résultat de la rupture d'une seule vésicule. La nature grisâtre de l'ulcération est un signe très contestable, presque toujours, au contraire, elle est d'un rouge vif. La rapidité de la guérison est fréquente, mais on ne peut se fonder d'une façon absolue sur ce signe.

M. Fournier a le premier insisté sur une configuration spéciale et distinctive de l'ulcération herpétique qui est d'une importance considérable. « Le contour de l'ulcéra-

tion n'est pas constitué comme celui du chancre par une
ligne plus ou moins régulièrement circulaire, mais bien
par *une série de petits segments de circonférence* : ce qui
tient à ce que la plaie totale résulte de la fusion de petites
plaies circulaires. Cette disposition quand elle existe est
presque pathognomonique pour l'herpès ; elle ne s'observe
pas avec le chancre lors même que plusieurs chancres voi-
sins viennent à se fusionner, leur contour figure bien plusieurs grands cercles réunis, mais il ne présente jamais ces
petits segments de circonférence, que je n'hésite pas à donner comme caractéristiques de l'herpès. » (Fournier, art.
Chancre, Dict. Jaccoud, p. 115).

A cet aspect des bords de l'ulcération, nous ajouterons
le liséré de couleur carmin qui l'encadre, dès qu'elle entre
en voie de réparation, la douleur, l'hyperesthésie des plaques ulcérées ; un sentiment de cuisson ou tout au moins
de prurit, qui est presque constant dans l'herpès et qui fait
défaut dans le chancre mou. Même en tenant compte de
tous ces caractères, on peut observer des exemples qui ne
permettent pas de se prononcer ; alors l'observateur ne doit
pas hésiter à pratiquer l'inoculation. Le diagnostic de
l'herpès avec le chancre syphilitique a une importance bien
autrement considérable. Les difficultés sont grandes quand
on a affaire à un chancre superficiel à forme érosive, sans
induration bien nette, sans retentissement ganglionnaire
très accentué. A la vérité le caractère polycyclique de l'ulcération herpétique, le liséré carmin qui la limite, l'hyperesthésie qui l'accompagne, la rapidité de son apparition,
les phénomènes généraux qui la précèdent constituent un
ensemble d'excellents signes, mais quand il s'agit d'un
herpès solitaire tout cela peut manquer ou être trop peu
accentué pour servir de base à un diagnostic précis. Deux

de nos observations se rapportent à des faits de ce genre (XII, XIII). On comprend combien dans ces cas, le doute doit être permis, et nous ajouterons combien il doit être nécessaire. Quelle gravité en effet, n'y aurait-il pas pour un médecin légiste à porter un diagnostic trop hâté ? et quel inconvénient pour un malade bien innocent de la syphilis à se soumettre à un traitement inutile qui aurait des conséquences graves pour sa santé ! Il faut donc en de pareilles circonstances imiter la sage conduite de Ricord et attendre l'apparition des accidents secondaires, en se bornant à un traitement anodin de la lésion. Le professeur Fournier reproduisant à ce sujet l'opinion de ce maître, s'exprime en ces termes : « L'herpès solitaire se rapproche assez du chancre pour avoir mérité la qualification assez significative d'*herpès chancriforme* et qui, disons le immédiatement, s'en rapproche à ce point en quelques circonstancs que de l'aveu des maîtres de l'art, de M. Riçord en particulier, il n'est pas de diagnostic possible à établir à première vue, ou pendant un certain temps entre le chancre et lui. » (Fournier, p. 253, leçons sur la syphilis étudiée plus particulièrement chez la femme.)

Une autre affection souvent confondue avec l'herpès vulvaire est la vulvite érosive, l'erreur est d'autant plus facile qu'elle coïncide souvent avec des éruptions herpétiques. Nous en avons vu pas mal de cas à l'hôpital de Lourcine, chez des petites filles qui avaient subi des tentatives de viol et chez des femmes atteintes d'uréthrite et de vaginite très aiguës. Chez ces malades, la face interne des grandes lèvres, la fourchette étaient dépouillées en partie d'épithélium et présentaient de vastes exulcérations à fond d'un rouge vif, à bords sans caractères précis. Ces plaques exulcérées peuvent ne pas être limitéee à la vulve, mais gagner les plis génitaux cruraux et la partie supérieure de la face interne des cuisses. Cela nous a paru être à la surface de la peau de l'*érythème ulcéré*. Ces exulcérations sont dues à la fois au contact des liquides irritants qui s'écoulent du vagin, au frottement de linges malpropres, à la sensation prurigineuse qui force sans cesse les malades à se gratter. La coïncidence des ulcérations herpétiques avec la vulvite érosive peut du reste se rencontrer. Quand ces deux affections occupent simultanément la vulve, elles peuvent donner lieu à des interprétations d'une importance extrême en médecine légale. Legendre en signale un premier exemple dans son mémoire, Fournier, un second dans ses leçons sur la syphilis. Pour ces deux cas l'expectation a permis de réformer un diagnostic erroné qui aurait eu pour l'accusé des conséquences déplorables.

Les *plaques muqueuses hypertrophiques* doivent être elles-mêmes distinguées de l'herpès vulvaire, et nous devons avouer qu'à une certaine période de l'évolution de la maladie, la chose n'est pas facile, Si, en effet, nous nous reportons à la description de l'herpès, nous verrons qu'après la période d'ulcération survient une période de réparation avec tendance hypertrophique très accentuée. Le fond des ulcérations se dessèche et se cicatrise, mais en bombant de façon à faire une saillie fort appréciable. Nous avons souvent mis en présence, d'une part des malades présentant des plaques muqueuses de la vulve plusieurs fois cautérisées et en voie de régression, et, d'autre part, des malades présentant des ulcérations herpétiques à leur phase hypertrophique. Nous devons avouer qu'il était bien difficile de trouver à simple vue un caractère différentiel.

L'état des ganglions du pli de l'aine, donné par bon nombre d'auteurs comme un signe précieux, nous paraît avoir une faible importance, l'engorgement peut être égal dans les deux cas. Il est vrai qu'il est moins persistant dans l'herpès. S'il arrive à un médecin de voir une malade à la période où les plaques sont en voie de réparation, sans avoir pu suivre les accidents antérieurs, sa première pensée se reportera vers la syphilis, quand même il ne trouverait ailleurs aucune trace d'accidents secondaires. Dans ces cas les plaques herpétiques disparaissent sans être soumises à l'action d'aucun topique ; tandis qu'au contraire les plaques muqueuses progressent, deviennent plus saillantes, s'ulcèrent et sécrètent un liquide sanieux. Alors l'erreur n'est plus possible ; mais il peut se faire que les deux lésions s'amalgament, que l'herpès évolue dans le voisinage des plaques muqueuses, chez une syphilitique ; alors on voit après huit ou dix jours les ulcérations herpétiques devenir de véritables plaques muqueuses très hypertrophiques, offrant tous les caractères de celles dans le voisinage desquelles elles ont pris naissance.

Du moment où la présence d'accidents syphilitiques est certaine, la question du diagnostic de l'herpès n'est plus pour le médecin qu'une question d'amour-propre. Il en est tout autrement dans les cas où l'herpès constitue toute la maladie ; et il faut être bien sûr de soi-même pour ne pas condamner une malade inutilement et pendant de longues années au mercure et à l'iodure de potassium.

Chez certains sujets, on peut voir un chancre infectant coïncider avec des ulcérations herpétiques, le nombre de ces ulcérations, leur étendue, la douleur qu'elles déterminent, les phénomènes généraux qui les précèdent et qui les accompagnent peuvent attirer à eux seuls toute l'attention et faire négliger le chancre. Un bon signe diagnostique à indiquer dans ces cas, c'est l'augmentation considérable de volume de la grande lèvre sur laquelle repose l'ulcération chancreuse, cette grande lèvre peut être le double ou le triple de l'autre. La vulve se tuméfie bien dans l'herpès, mais la symétrie habituelle de l'éruption produit un gonflement symétrique. Il faudra donc se défier quand, avec des ulcérations nombreuses, on verra l'une des grandes lèvres plus volumineuse que l'autre, et penser à le possibilité d'un chancre infectant.

Lorsque l'herpès occupe le col de l'utérus, on ne peut guère avoir de certitude que si la lésion est vue et étudiée dans les premiers jours de son apparition. La constatation de vésicules aplaties, remplies d'un liquide transparent et groupées par cinq ou six, sera un signe absolu. La folliculite du col se distingue, en effet, par un aspect papuleux très net, c'est un bouton et non une bulle.

A la période d'ulcération, les caractères différentiels de l'herpès du col sont : un bord policyclique dessiné par une bande blanchâtre d'aspect pseudo-membraneux; si en même temps que l'ulcération du col coïncide à la vulve une éruption cutanée, le diagnostic sera relativement facile. Plus tard, l'ulcération perdra tout caractère spécial.

Quand les ulcérations herpétiques occupent l'entrée du vagin, les caroncules myrtiformes, qu'elles soit petites, circulaires, et résultent de la rupture d'une seule vésicule, elles pourraient en imposer facilement pour des chancres mous. Le fond plat de l'ulcération herpétique, la facilité avec laquelle on détache la pseudo-membrane qui la recouvre, la rapidité de sa guérison seront d'excellents indices. Il est, en effet, très difficile de déterger complètement le fond d'un chancre mou, surtout quand il occupe une muqueuse, et son aspect cratériforme est des plus nets. Notons toutefois que les ulcérations herpétiques qui occupent l'entrée du vagin guérissent moins vite que les autres. Les ulcérations herpétiques péri-anales ou intra-anales déterminent des phénomènes de contracture douloureuse du sphincter, qui simulent à s'y méprendre la fissure à l'anus; un examen tant soit peu attentif permettra d'écarter cette erreur.

ÉTIOLOGIE NATURE

Un certain nombre de conditions paraissent pour Legendre agir à la facon de causes prédisposantes. Cet auteur indique l'embonpoint, le tempérament lymphatique, l'âcreté des sécrétions chez les femmes brunes, la délicatesse de la peau et sa prédisposition à l'inflammation chez les femmes blondes. Nous admettrons qu'il en soit ainsi, et nous insisterons sur un certain nombre d'autres causes prédisposantes qui nous ont paru vraiment efficaces. En première ligne vient la malpropreté, elle est commune à beaucoup de nos malades, et ceux qui n'ont pas été dans un hôpital spécial ne peuvent s'en faire une idée bien nette.

L'accumulation des produits de la secrétion sudorale et de la desquamation épithéliale, combinée avec les fluides sécrétés par le vagin et l'utérus détermine la production d'un intertrigo qui nous paraît faciliter singulièrement les éruptions herpétiques. Certains travaux, et en particulier celui de la machine à coudre, agissent dans le même sens.

La période menstruelle prédispose singulièrement aux éruptions herpétiques, chez quelques malades, comme le fait judicieusement remarquer M. Fournier, chaque époque s'accompagne d'un herpès...

La grossesse, en congestionnant les organes génitaux, en exagérant les fonctions de tout l'appareil, agit de la même façon. Il semble même que les modifications subies par l'état général prédispose aux éruptions vulvaires ou autres. (A. Martin Zeitschr, J. Geburtsch. Frauenkranck 1875). Tregmann (St-Pétersburg med Wochenscht 1876). Bazin fait de l'herpès vulvaire une manifestation de la dia-thèse arthritique et le range dans la classe des arthritides vulgaires vésico-squameuses. Hardy, au contraire, regarde cette affection comme une manifestation eczémateuse. (Art. Herpès, Dict. Jaccond, p. 64). Quoi qu'il en soit, le rhumatisme articulaire aigu peut déterminer une éruption herpétique à la vulve. (Obs. de Peter. Journal de Lucas-Championnière 1877). Que l'arthritisme, l'herpétisme, un état habituel d'hypersécrétion préparent l'éruption, la chose n'est pas contestable, mais il faut en général des influences beaucoup plus directes pour qu'elle se produise.

Le traumatisme résultant d'une exagération fonction-nelle des organes est une des causes les plus fréquentes d'herpès confluent chez la femme. Le même fait a du reste été signalé chez l'homme. Il est certain que cette affection affecte de préférence les personnes qui mènent une vie génitale trop accentuée. L'état de nervosisme et d'hyperesthésie dans lequel se trouvaient la plupart de nos malades vient encore à l'appui de cette opinion. Aussi croyons-nous que l'herpès génital comme toutes les autres variétés d'herpès est lié à l'existence d'une névrite ; les troubles trophiques qui persistent après la guérison, le caractère névralgique de la maladie dans certains cas, le siége de l'éruption sur le trajet des branches du plexus lombaire, tout nous confirme dans cette idée.

Nous avons pu voir l'herpès apparaître à la suite d'un traumatisme chirurgical, l'ouverture d'un abcès de la grande lèvre. Esmarch a vu l'herpès génital se produire chez un homme à la suite d'une ponction d'hydrocèle. (Cité par Verneuil. Soc. de biologie et Gaz. méd. 1873, p. 269.)

Les affections inflammatoires ou ulcéreuses peuvent déterminer également des éruptions herpétiques aux organes génitaux. La blennorrhagie aiguë, qu'il s'agisse d'une uréthrite ou d'une vaginite est signalée dans beaucoup de nos observations ; la métrite catarrhale, la vulvite, la bartholinite sont également indiquées. Le chancre syphilitique, le chancre mou, les plaques muqueuses, les syphilides ulcéreuses, coïncident assez souvent avec des éruptions herpétiques. Enfin il est indiscutable qu'une première éruption prédispose à de nouvelles. Le fait est surtout net quand il s'agit de l'herpès discret.

L'herpès de la vulve est-il inoculable ? Nous avons pratiqué quinze fois l'inoculation avec du liquide pris dans l'intérieur des vésicules, alors que ce liquide était encore transparent et n'avait subi aucune altération. Nous nous sommes entouré de toutes les précautions que l'on prend habituellement en pareils cas. Toutes nos expériences ont été négatives, elles confirment donc pleinement celles du professeur Fournier.

TRAITEMENT

Nous résumerons en quelques mots le traitement de l'herpès génital, affection qui n'a le plus souvent pour les malades d'autre gravité que celle d'être confondue avec des maladies plus sérieuses, nécessitant une intervention thérapeutique active et de longue durée. Dans la phase irritative (période congestive et vésiculeuse), alors que la cuisson et les élancements sont portés à leur summum, l'indication qui se présente est de calmer la douleur ; des bains tièdes prolongés, l'application d'un large cataplasme sur les parties génitales, amènent un grand soulagement. Nous repoussons absolument à cette période la pratique brutale des cautérisations, qui a pour résultat d'aggraver la douleur déjà si intolérable, et de dénaturer les caractères de l'affection. La constipation étant de règle au début de l'herpès, il importe de la combattre par un purgatif.

Les purgatifs salins qui déterminent une évacuation abondante, sont ceux qui nous ont donné les meilleurs résultats, le sulfate de soude ou de magnésie, à la dose de 60 à 80 grammes, seront choisis de préférence. L'insomnie sera combattue par une potion dans laquelle il entrera 2, 3 gr. d'hydrate de chloral, selon les cas, ou bien 1 centigr. de chlorhydrate de morphine.

Les ulcérations herpétiques seront poudrées avec le mélange suivant qui est fort employé à l'hôpital de Lourcine.

Talc de Venise pulvérisé.	4 parties.
Amidon.	4 —
Oxyde de zinc.	2 —

Les ulcérations qui marchent lentement vers la cicatrisation, ou qui affectent en se cicatrisant une tendance hypertrophique seront combattues, par un caustique léger ; la solution de nitrate d'argent au 1/100, est celle que nous avons le plus employée.

Pour l'herpès génital récidivant, le traitement est plus

compliqué, c'est à un régime sévère, à une modération per-
sistante dans les rapports sexuels, aux eaux sulfureuses,
à des applications locales astringentes ou caustiques longtemps continuées, que l'on demande la guérison de cette
affection.

PIÈCES JUSTIFICATIVES

Herpès des grandes lèvres et du pli génito-crural gauche. Phénomènes
d'hyperesthésie utéro-ovarienne. Quatre poussées successives de vésicules.

La nommée V... (Louise), âgée de 18 ans, couturière, entre à
l'hôpital de Lourcine le 13 octobre 1879.

Cette femme fait remonter la maladie dont elle souffre à quinze
jours environ. Après avoir éprouvé un léger malaise et quelques
frissons, elle a vu apparaître dans le pli genito-crural du côté gauche 7 ou 8 vésicules.

Le lendemain, nouveaux frissons et nouveaux malaises, cette
fois beaucoup plus marqués.

Douleurs très vives et sentiment de chaleur, avec élancements
dans les deux grandes lèvres. Douleurs à l'hypogastre, marquées
surtout à gauche, avec prolongement dans toute l'étendue de la
face interne de la cuisse, du même côté. L'hyperesthésie de la
cuisse était telle que la malade souffrait avec peine le poids des
draps. Les deux grandes lèvres étaient rouges, tuméfiées et présentaient une éruption de vésicules semblables à celles du pli genito-crural. L'éruption faite, la malade éprouve un certain soulagement, mais les douleurs persistent dans la cuisse gauche.

Après être restée chez elle quinze jours, avec des alternatives de
mieux et de pis, elle se décide à entrer à l'hôpital.

Un interrogatoire attentif nous permet de reconnaître que nous
avons affaire à une femme de mœurs régulières. Elle attribue l'af-

fection dont elle souffre, au retour de son mari après un mois d'absence.

Pas de syphilis dans les antécédents.

Etat actuel. Les lésions portent de préférence sur la partie gauche des organes génitaux. Nous trouvons, en effet, dans le pli genito-crural, de ce côté, une véritable chaîne d'ulcérations qui, commençant à sa partie supérieure immédiatement au-dessous des poils du pubis, se prolongent jusqu'à l'anus. Ces ulcérations sont très superficielles, arrondies ou elliptiques, grandes comme une pièce de vingt centimes en argent ; le fond en est d'un rouge vif, très légèrement bombé, non induré. Les bords semblent tracés comme à la pointe d'une aiguille. Ces ulcérations sont au nombre de 5, celles qui avoisinent le périnée ont un fond plat et des bords sinueux irréguliers.

Immédiatement au-dessous de la fourchette, nous voyons une autre ulcération de même couleur que les précédentes, baignée par le liquide qui s'écoule du vagin. Cette ulcération est extrêmement douloureuse, le simple toucher avec le doigt fait bondir la malade.

Sur les plis radiés de l'anus, s'étagent en série de petites ulcérations miliaires, qui semblent dues à la rupture d'une vésicule. Nous voyons dans la même région, 4 ou 5 vésicules, légèrement acuminées, remplies d'un liquide transparent.

La grande lèvre gauche offre un aspect particulièrement intéressant ; la face externe, le bord antérieur, la face interne, dans leur partie moyenne, sont recouvertes d'un exsudat blanchâtre qui a plus de 3 centimètres de long. Cet exsudat est allongé, à bords irréguliers, sinueux, présentant une certaine analogie avec le tracé des cartes géographiques. Les bords sont limités par une rainure de peau d'un rouge vif. Cette plaque est étranglée à sa partie supérieure et à sa partie inférieure, comme si elle résultait de la fusion de trois plaques plus petites.

Nous enlevons l'exsudat avec une pince, et nous mettons à nu une ulcération d'un rouge vif et fort douloureuse.

Quant à l'exsudat lui-même, il paraît formé de la couche superficielle de l'épiderme, et d'un liquide qui se serait concreté à sa face interne. Il y a là, en effet, une couche mollasse qui s'enlève et se désagrège facilement.

Sur la face externe de la grande lèvre droite, nous voyons deux plaques d'exsudat plus petites que la précédente et de forme circulaire. Enfin sur la face interne de la même lèvre, nous voyons 5 ou 6 érosions de forme circulaire, dont le fond s'est séché.

Les ganglions, dans les deux aines, sont augmentés de volume, mais peu douloureux.

La malade ne paraît éprouver aujourd'hui aucun trouble bien accentué du côté de la vessie, mais le jour où l'éruption s'est produite, elle a eu des cuissons très vives et du ténesme vésical. L'urine était de couleur foncée et d'odeur très forte, laissant un dépôt rouge au fond du vase. Il ne reste aujourd'hui qu'un peu de sensibilité à la miction. Constipation très marquée ; pas de selles depuis huit jours.

L'examen de la sensibilité nous révèle une hyperesthésie notable dans tout le côté gauche des organes génitaux et la face interne de la cuisse ; la malade sent beaucoup plus vivement la piqûre d'une épingle à gauche qu'à droite.

Les élancements qui se sont produits, au début, dans la cuisse gauche, ont disparu ; mais la moindre pression dans la fosse iliaque gauche est douloureuse. Le cul-de-sac vaginal, du même côté, est fort sensible, bien que le doigt ne permette d'y retrouver aucun engorgement. L'utérus est mobile, mais la malade se plaint très vivement, quand nous essayons de le faire ballotter avec l'index.

Le col est rouge, volumineux, non ulcéré ; vagin normal.

Traitement. — Bain ; purgatif : lotions émollientes.

14 octobre. La malade a été prise dans la nuit de nouveaux frissons, avec céphalalgie intense et nausées ; élancements douloureux dans les organes génitaux, dans la face interne des cuisses, à l'hypogastre, se produisant d'une façon intermittente, sensation de chaleur et de brûlure à l'état continu.

Sur le bord antérieur de la grande lèvre droite, il s'est produit une plaque d'exsudat, à bords polycycliques. Cette plaque résulte évidemment de la transformation rapide de vésicules apparues pendant la nuit. En effet, hier, à cet endroit, la peau était saine ; les grandes lèvres sont tuméfiées, douloureuses au toucher ; en les écartant, nous voyons sur leur face interne, de chaque côté, un groupe de vésicules remplies d'un liquide transparent. A gauche, les vésicules se

sont fusionnées, formant une véritable ampoule, grande comme **une**
pièce de 50 centimes.

Le 16. A la place des nouvelles vésicules, nous trouvons deux
vastes exulcérations, à fond rouge et à bords polycycliques, comme
tracés à l'aiguille.

Les ulcérations des plis radiés de l'anus sont cicatrisées, celles
du pli génito-crural gauche, affectent une tendance hypertrophique très marquée. Trois d'entre elles sont devenues saillantes, indurées, et nous frappent tellement par leur aspect, que nous nous
demandons si nous avons affaire à des plaques muqueuses. Cependant la malade ne perd pas ses cheveux ; elle ne présente aucune
trace d'éruption roséolique ; elle n'a pas de ganglions cervicaux,
les ganglions du pli de l'aine ont diminué de volume, et la gorge
est saine.

Dans le doute nous abandonnons ces plaque à elles-mêmes, nous
bornant à mettre de la poudre d'amidon sur les ulcérations.

Les deux grandes lèvres restent tuméfiées et presque doublées
de volume.

Les pseudo-membranes décrites plus haut se sont détachées et
ont laissé à nu des surfaces qui tendent à la cicatrisation.

L'ulcération de la fourchette persiste et reste très douloureuse.

Le 17. Les ulcérations de la face interne des grandes lèvres
sont cicatrisées, mais leur fond est hypertrophié et mamelonné.

Les plaques saillantes du pli génito-crural tendent à s'affaisser.

Les élancements douloureux dans les cuisses ont disparu.

Le 22. La malade dit avoir éprouvé dans la journée et la nuit
d'hier, des malaises généraux et des douleurs analogues à celles du
début de son affection. Elle est en effet visiblement fatiguée, le
pouls a de la fréquence, la peau est un peu chaude.

Il s'est fait une nouvelle poussée sur la face interne de la grande
lèvre droite au dessus de l'ulcération cicatrisée et précédemment
décrite. Nous trouvons une plaque exsudative grande comme une
pièce de cinquante centimes et dans le voisinage deux vésicules ;
un autre groupe de vésicules occupe le capuchon du clitoris et les
petites lèvres, enfin les plis radiés de l'anus présentent également
une dizaine de vésicules. Les unes sont remplies d'un liquide
transparent ; les autres ayant subi la transformation pseudo-mem-

braneuse sont-réduites à une ulcération recouverte d'une couenne
blanchâtre.

Les grandes lèvres sont toujours rouges et tuméfiées.

Le 25. Les traces des premières ulcérations perdent leur aspect
saillant et mamelonné, quelques-unes dans le pli génito-crural
gauche sont réduites à une tache violacée. Les nombreuses ulcérations des plis radiés de l'anus et de la face externe des grandes
lèvres, n'ont laissé comme trace qu'une couleur plus rouge que la
peau voisine. A la face interne des grandes lèvres, il y a toujours
un aspect mamelonné.

Le 30. Les saillies hypertrophiques ont toutes disparu. Beaucoup
d'ulcérations n'ont laissé aucune trace, celles de la face interne
des cuisses se marquent encore par une plaque violacée.

Il reste un peu de sensibilité dans la fosse iliaque gauche.

L'hyperesthésie de la peau des parties génitales et de la cuisse
a disparu. Nous piquons avec une épingle les points où siégeaient
les différentes plaques, nous ne constatons pas de troubles bien nets
de la sensibilité.

La malade reste à l'hôpital jusqu'au 15 novembre. Aucun nouvel
accident ne se produit.

Observation II (personnelle).

*Herpès de la vulve et de la face externe des cuisses. Herpès confluent
du col de l'utérus. Phénomènes de pelvi-péritonite.*

La nommée Louise G..., fleuriste, âgée de 19 ans, entre, le 18 décembre 1879, à l'hôpital de Lourcine, salle St-Ferdinand, n° 9.

Cette malade paraît avoir contracté une uréthrite et une vaginite
blennorrhagiques il y a environ quinze jours. Elle éprouva en effet
à cette époque des cuissons en urinant, des douleurs vagues dans
les aines et à l'hypogastre, en même temps que survenait un écoulement vaginal muco-purulent qui, suivant son expression, tachait
son linge en vert. Quelques bains et des injections émollientes furent tout le traitement qu'elle suivit.

La malade continuait à travailler malgré ces malaises, lorsque,
huit jours après le début des premiers accidents, son état s'ag-

grava ; elle eut à plusieurs reprises, surtout dans la soirée, des frissons, avec céphalalgie vive et étourdissements. L'appétit avait complètement disparu ; il y avait des nausées et surtout une constipation opiniâtre. Ces différents phénomènes ont, à plusieurs reprises, précédé des poussées douloureuses vers les organes génitaux ; il y avait [des élancements dans le bas-ventre, en même temps qu'nne sensation de brûlure à la vulve et à l'anus, et un ténesme vésical fort pénible.

Règles revenant irrégulièrement. Aucune affection génitale dans les antécédents. Nullipare.

Etat actuel. Les organes génitaux sont dans un état de malpropreté remarquable, et baignés par le pus qui s'écoule du vagin. Ce pus s'est concrété en croûtes sur plusieurs points des grandes lè - vres et du pli génito-crural, agglutinant les poils de ces régions. De nombreuses ulcérations et des vésicules sont disséminées çà et là.

Sur la face interne des cuisses, un peu en dehors du pli génito-crural, existent de chaque côté une dizaine d'ulcérations à fond d'un rouge vif, non indurées, à bords nettement limités et policycliques. Parmi ces ulcérations, les plus petites sont circulaires, d'autres elliptiques, d'autres présentent la forme d'un 8 de chiffre, d'autres enfin sont irrégulières, à bords saillants et rentrants.

De chaque côté de la fourchette, existe un groupe symétrique fort intéressant à étudier, en ce sens que nous trouvons la lésion à différents degrés de son évolution. A la partie inférieure du groupe, nous voyons huit ou dix vésicules remplies d'un liquide transparent. Au-dessus des vésicules se montre une sorte d'exsudat blanchâtre, formant une plaque à bords policycliques ; la surface de cet exsu-dat est irrégulière et comme mamelonnnée. La plaque semble constituée par un groupe de vésicules qui auraient fusionné et dont le liquide se serait comme coagulé. L'exsudat est du reste peu adhérent ; il s'enlève aisément et laisse à nu une ulcération à fond d'un rouge vif, en tout semblable à celle que nous avons décrite à la face interne des cuisses.

Sur la face externe des grandes lèvres, plaques d'exsudat d'un gris blanchâtre, disséminées irrégulièrement.

La petite lèvre droite a plus que le triple du volume de celle du côté opposé ; elle est infiltrée, œdémateuse ; mais c'est un œdème mou, que l'on chasse facilement : les doigts y laissent leur empreinte, comme dans de la cire. Sur la face externe de cette petite lèvre, nous trouvons deux ulcérations à bords contournés et plats, à fond non induré. La muqueuse vaginale est violemment enflammée, au moins dans sa partie antérieure ; elle laisse écouler en grande quantité du pus d'un blanc laiteux.

L'introduction du spéculum est impossible, tant la douleur est vive. En pratiquant le toucher, nous reconnaissons que le col est légèrement granuleux, l'utérus est peu mobile. Dans le cul-de-sac vaginal gauche, existe une induration très nette ; en appliquant la pulpe de l'index sur ce point, on sent des battements. Rien de semblable à droite. La malade se plaint d'élancements dans la fosse iliaque gauche, élancements qui se propagent à la face interne de la cuisse du même côté.

Ganglions inguinaux un peu augmentés de volume, et douloureux.

Traitement. — Injections et lotions émollientes, cataplasme laudanisé sur le ventre, un purgatif salin.

20 décembre. A la place des vésicules décrites de chaque côté de la fourchette, nous trouvons une sorte de pseudo-membrane blanchâtre assez adhérente, et entourée par un liséré de peau, d'un rouge vif.

Les douleurs du ventre sont toujours aussi vives. Nous évitons pour ce motif de pratiquer le toucher et l'examen du spéculum ; de plus, la crainte d'une pelvi-péritonite plus étendue nous retient.

Le 22. Les ulcérations signalées à la face interne de la cuisse tendent à la cicatrisation ; elles ont diminué d'étendue, mais les bords se sont élevés de telle façon, qu'on les prendrait pour des plaques muqueuses en voie d'évolution. Les plaques d'exsudat blanc grisâtre des grandes lèvres ont disparu et ont laissé à découvert des ulcérations. Ces ulcérations ont un fond rose, luisant, des bords irréguliers, saillants, et comme mamelonnés ; du fond émergent les poils. Le point d'où sort chaque poil est légèrement déprimé, de sorte que la surface de la plaque est ponctuée.

Les douleurs du ventre se sont calmées ; la plaque indurée que nous avons reconnue dans le cul-de-sac droit persiste, mais semble moins étendue. La malade est examinée au spéculum.

La muqueuse du vagin est rouge dans toute son étendue, et sécrète un liquide muco-purulent ; mais c'est surtout le col de l'utérus qui attire notre attention, tant son aspect est singulier. La muqueuse de ce col est recouverte dans presque toute son étendue de vésicules transparentes et d'un aspect blanchâtre. Nous ne pouvons donner une meilleure idée de l'état du col, qu'en le comparant à la pulpe de l'orange ou du citron. Ces vésicules sont circulaires, de volume variable, depuis celui d'une tête d'épingle jusqu'à celui d'une lentille. La confluence est telle, qu'on ne peut distinguer qu'une petite partie de la muqueuse sur la lèvre supérieure et à droite ; encore apparaît-elle rouge et vivement congestionnée. Nous déchirons quelques-unes de ces vésicules ; elles laissent écouler un liquide transparent ; la rupture de leur enveloppe découvre une ulcération d'un rouge sombre. Il s'écoule par l'orifice du col une petite quantité de liquide filant, un peu louche. Nous retirons le spéculum sans faire aucune application médicamenteuse, afin de suivre l'évolution de la lésion.

Le 23. Les lésions cutanées sont en voie de réparation ; les ulcérations du pli génito-crural gauche sont remplacées par des taches violacées un peu saillantes, et formant un plan incliné à la surface de la peau

Les ulcérations symétriques de la fourchette et de la cuisse droite sont couvertes d'une croûte sèche, couleur ocre, et sont encadrées par un liséré d'un violet sombre très accentué.

L'œdème mou de la petite lèvre droite a disparu, et cette partie a repris son volume normal. La sécrétion vaginale semble un peu moins abondante.

L'état du col est différent aujourd'hui de ce que nous l'avons vu hier : toutes les vésicules se sont rompues, les deux lèvres sont tapissées d'une sorte d'exsudat blanchâtre, disposé par plaques irrégulières et déchiqueté, présentant un aspect comme chiffonné. En certains points, l'exsudat manque, et l'on voit la surface du col rouge et ulcérée.

L'induration signalée dans le cul-de-sac gauche persiste et s'es peu modifiée. La pression en ce point excite une douleur qui s'irradie à toute la fosse iliaque gauche.

Application d'un vésicatoire sur le même côté, au-dessus de l'arcade crurale. Cataplasmes émollients intra-vaginaux.

Le 25. Le col de l'utérus est 'dépouillé de sa fausse membrane ; il ne reste plus qu'une ulcération occupant toute la lèvre inférieure du col. Les bords de cette ulcération sont contournés et sinueux.

Sécrétion vaginale toujours abondante, mais séro-purulente.

Le 27. Les plaques saillantes signalées aux grandes lèvres, aux fesses et à la face interne des cuisses se sont affaissées, mais elles ont gardé une couleur violacée.

La sécrétion vaginale diminue.

L'ulcération du col a perdu son caractère spécial ; elle se limite à la lèvre inférieure.

Le 31. Nous examinons avec soin la malade avant de quitter l'hôpital. Les organes génitaux externes n'offrent presque plus trace de l'éruption ; quelques taches violacées persistent seules. L'ulcération du col est presque complètement cicatrisée. L'utérus a recouvré presque toute sa mobilité ; mais nous trouvons encore une certaine rénitence dans le cul-de-sac vaginal gauche, et une assez vive sensibilité. La pression à l'hypogastre du côté gauche réveille également la douleur.

OBSERVATION III (personnelle).

Herpès confluent de la vulve et de la rainure interfessière. Herpès intra-anal. Phénomènes d'irritation vésicale.

La nommée Léonie H... âgée de 22 ans, modiste, entre à l'hôpital de Lourcine, salle Saint-Clément n° 26, le 17 mai 1879.

Cette malade n'a eu jusqu'ici aucune affection des organes génitaux, elle est habituellement bien portante. Règles normales. Nullipare. Il y a cinq jours seulement, elle a eu le soir en se couchant quelques frissons ; insomnie complète, sentiment de tension dans le bas ventre et à la partie supérieure des cuisses, cépha lalgie. La malade se lève jusqu'à sept fois dans la nuit pour uriner cuissons assez vives succédant à la miction. Urines sanguinolentes, Le lendemain la malade reconnait qu'il lui est survenu pendant la nuit sept ou huit petits boutons sur la face antérieure de la grande lèvre droite. Les jours suivants apparition successive de nouveaux boutons sur la grande lèvre gauche et dans la rainure interfessière. Le ténesme vésical a continué ; envies d'uriner qui se répétaient jusqu'à trente fois par jour, et qui se bornaient à l'émission de quelques gouttes d'urine rouge et sanguinolente.

La situation s'aggravant elle se décide à entrer à l'hôpital.

Etat actuel. — La face antéro-externe des grandes lèvres leur face interne sont dans leur moitié inférieure couvertes d'ulcérations superficielles, il existe également des ulcérations superficielles de chaque côté de la fourchette et dans la rainure interfessière.

Parmi ces ulcérations les plus grandes ont une forme irrégulière, des bords sinueux et festonnés, et l'étendue d'une pièce de cinquante centimes. Les bords sont très nets, marqués par une sorte de liseré blanchêtre linéaire. Le fond est humide et recouvert d'un exsudat d'un blanc grisâtre. Dans certains points l'exsudat s'est détaché et a laissé à nu une surface d'un rouge vif. Nous enlevons avec des pinces l'exsudat qui qecouvre d'autres points, il nous paraît constituée par une sorte de couenne blanchâtre mollasse se déchirant facilement. Les ulcérations sont symétriques et se correspondent exactement quand on rapproche les fesses et les grandes lèvres.

Les plus petites des ulcérations présentent un aspect tout différent des premières, elles sont arrondies ou elliptiques grandes comme un grain de chenevis, et paraissant formées par la rupture d'une vésicule. Ces petites ulcérations sont à fond plat et superficielles. Toutefois la peau qui circonscrit quelques-unes d'entre elles, est rouge et un peu surélevée. Ces petites ulcérations sont surtout très nombreuses au pourtour de l'anus, elles siègent sur les plis radiés et au fond des sillons qui les séparent. Nous en trouvons trois plus grandes que les précédentes dont une partie occupe la peau et dont l'autre atteint la muqueuse anale. La partie muqueuse de l'ulcération se distingue par son caractère d'un rouge plus vif de la partie cutanée. Ces érosions intra-anales ont déterminé une certaine douleur, et un peu de ténesme, la malade n'a pas eu de garde-robe depuis le début de son affection (cinq jours).

Nous comptons les ulcérations qui occupent la marge de l'anus et la rainure interfessière, il y en a une cinquantaine environ.

Quelques-unes ont une forme bizarre comme en bissac, étranglées à leur partie moyenne, plus larges et arrondies à leurs extrémités. Elles semblent formées par la fusion de deux vésicules voisines qui se sont rompues simultanément, d'autres ont la forme d'un trèfle.

Les ulcérations ne remontent pas plus haut que la moitié inférieure des grandes lèvres, les plis génito-cruraux, le mont de Vénus, la partie supérieure des cuisses sont absolument normaux. La partie inférieure des grandes lèvres est tuméfiée, douloureuse à la pression. Le fond des ulcérations ne présente pas d'induration notable. Les ganglions de l'aine sont durs et douloureux à la pression, on sent très nettement même les plus petits. La malade éprouve une douleur vague dans cette région des deux côtés. La marche est très pénible.

Examen au spéculum. — Les parois du vagin sont d'un rouge assez pâle mais baignées par un liquide franchement purulent. Le méat urinaire est d'un rouge vif, la muqueuse est boursouflée et fait comme hernie, la pression ne fait pas sortir de liquide purulent du canal de l'urèthre. Le col utérin est rouge, volumimeux, comme congestionné, il présente une vaste exulcération qui occupe presque toute la lèvre inférieure et empiète de chaque côté sur la lèvre supérieure en remontant plus à droite qu'à gauche, les bords de l'ulcération sont surtout remarquables par leur aspect contourné, sinueux, polycycliques, le fond de l'ulcération est d'un rouge vif granuleux et saigne au moindre attouchement. A la partie inférieure le fond de l'ulcération est comme voilé par une sorte d'exsudat blanchâtre peu adhérent, que nous détachons avec le pinceau. L'orifice du col est arrondi, paraît plus grand qu'à l'état normal, et laisse passer une grande quantité de liquide visqueux et transparent. Nous ne constatons aucune ulcération dans les culs-de-sac et dans le reste de la muqueuse vaginale.

La pointe d'une lancette est trempée dans le liquide d'une des ulcérations interfessières, et une inoculation est faite en prenant toutes les précautions ordinaires sur la face interne de la cuisse gauche.

Trait : bain simple, poudre de talc, purgatif salin. Nous recommandons vivement à la malade de ne se permettre aucun grattage sur les partie malades.

30 mai. Les phénomènes d'irritation du canal de 'urèthre se sont calmés, la cuisse en urinant est beaucoup moins vive, les grandes lèvres se sont détergées, l'exsudat blanchâtre qui recouvrait les ulcérations est tombé, quelques unes d'entre elles sont déjà recouvertes d'épithélium.

Le 31. Le soir à la contre-visite la malade se plaint de fatigue, de céphalalgie. Elle est courbaturée et éprouve des frissonnements. Le pouls est à 90°, la température à 38,5.

1er juin. Le lendemain nous examinons la malade. La nuit a été mauvaise, insomnie complète, sentiment de chaleur très vif vers les organes génitaux. La miction est redevenue aussi douloureuse que les premiers jours, il y a du ténesme vésical. A la partie inférieure de la grande lèvre gauche, sur la face antéro-externe, nous trouvons un groupe qui comprend huit à dix vésicules. Ces vésicules ont apparu pendant la nuit. Elles ont une coloration légèrement ambrée, en perçant l'enveloppe il s'écoule un liquide transparent. En la déchirant nous découvrons une ulcération d'un rouge vif en tout analogue aux premières ulcérations des grandes lèvres et de la région interfessière. En appuyant la pulpe du doigt sur cette ulcération la malade éprouve un vif sentiment de cuisson. La piqûre avec une pointe d'épingle est parfaitement sentie sur l'ulcération elle-même et dans toute l'étendue de la plaque sur laquelle siègent les autres vésicules. Nous piquons par comparaison un point symétrique de la peau du côté opposé et nous constatons qu'il y a hyperesthésie du côté des vésicules, ou au moins que la piqûre est beaucoup plus vivement sentie que du côté sain.

3 juin. Les phénomènes inflammatoires ont à peu près disparu, l'écoulement vaginal est moins abondant, et est devenu séro-purulent. L'ulcération du col s'efface, il ne reste que la partie centrale de la lèvre inférieure qui est encore rouge et granuleuse.

Il ne reste plus de toutes les ulcérations que trois plaques occupant la face externe des grandes lèvres et dont le diagnostic serait extrêmement difficile si l'on n'avait suivi la malade dès le début. Leurs bords sont devenus réguliers et ne sont plus festonnés comme au début, de plus ils se sont légèrement surelevés et sont marqués par un liséré carmin très vif, tandis que le centre de la plaque est d'un rose pâle. En prenant la plaque entre les doigts on sent une enduration superficielle qui paraît constituer la plaque elle même. On dirait des plaques muqueuses en voie de réparation. Les autres ulcérations ne sont plus marquées que par une teinte rose violacé.

Le 11. Sous la seule influence des bains et du repos, les plaques signalées pius haut ont disparu.

La malade est gardée jusqu'au 10 juillet pour la confirmation du diagnostic. Elle n'a présenté aucun accident pouvant être considéré comme de nature syphilitique.

OBSERVATION IV (personnelle).

Uréthrite et vaginite blennorrhagiques. Ulcérations herpétiques confluentes des grandes lèvres. Ulcérations périanales. Douleur dans la région ovarienne gauche. Plaques hypertrophiques à la face externe des cuisses.

La nommée Marie C..., âgée de 16 ans, couturière, entre à l'hôpital de Lourcine, le 29 mars 1879, salle Saint-Clément, n° 33.

Cette femme se dit malade depuis quinze jours environ, elle a contracté à cette époque une vaginite et une uréthrite blennorrhagiques, qui se sont accusées par des cuissons très vives en urinant, et un écoulement vaginal purulent. A la suite de cet écoulement apparurent des boutons et des ulcérations aux organes génitaux. La malade dit avoir éprouvé à plusieurs reprises et comme par accès des frissons, de la céphalalgie, de la courbature, le tout coïncidant avec une augmentation de l'écoulement vaginal, des cuissons plus vives, une sensation particulière de feu dans les grandes lèvres. En même temps se produisait une douleur dans la fosse iliaque gauche, douleur qui persiste encore aujourd'hui.

Nous ne trouvons pas trace de syphilis dans les antécédents; aucune maladie grave ; multipare ; réglée à 14 ans, mais très irrégulièrement.

Etat actuel. — Considérés dans leur ensemble les organes génitaux sont le siège d'une hypérémie violente et sont criblés d'ulcérations. La face externe des grandes lèvres, leur face interne, les petites lèvres elles-mêmes sont comme érodées en une foule de points. Parmi ces ulcérations, les unes, et ce sont les plus nombreuses, sont d'un rouge vif, circulaires, à bords très nets faits comme à l'emporte-pièce, il semble pour plusieurs d'entre elles que la vésicule qui leur a donné naissance vient de se rompre ; les autres ulcérations, beaucoup plus grandes que les précédentes et paraissant résulter de la confluence d'ulcérations plus petites, ont des bords bizarrement contournés, les unes affectent la forme de huit de chiffre à extrémités inégales ; les autres, la forme de rosettes à dentelures de grandeurs variables.

Sur la face externe des grandes lèvres, quelques-unes des ulcérations sont couvertes d'un exsudat blanchâtre peu adhérent. Les grandes et les petites lèvres sont très tuméfiées.

La face interne des cuisses dans le pli génito-crural et un peu au-dessous nous présente la lésion à une autre période ; nous avons là cinq plaques arrondies, à bords réguliers, à fond saillant, légèrement induré, et qui tranchent nettement par leur aspect violacé sur la peau voisine. Le fond, du reste, est parfaitement lisse et recouvert d'épithélium. L'étendue de ces plaque varie entre celle d'une lentille et celle d'une pièce de 50 centimes. Elles ressemblent tout à fait à des plaques muqueuses ordinaires.

De chaque côté de l'anus se montrent deux ulcérations à bords nettement polycycliques grandes comme la pulpe du petit doigt. Ces ulcérations sont couvertes d'une pseudo-membrane blanchâtre qui se prolonge jusque sur la muqueuse du rectum dans l'étendue d'un demi-centimètre environ. Cet examen cause une vive souffrance à la malade.

La muqueuse vaginale est violemment enflammée, couverte d'un liquide laiteux abondant ; le col est rouge et présente sur sa lèvre inférieure une ulcération très superficielle qui paraît en voie de réparation ; léger catarrhe du col.

Les ganglions de l'aine sont durs, augmentés de volume, douloureux à la pression. La pression fait sortir une goutte de pus du méat urinaire.

Aujourd'hui les douleurs sont un peu calmées, un sentiment de chaleur très accentué après la miction persiste encore. Ce dont la malade se plaint le plus, ce sont les douleurs dont l'anus est le siège ; la moindre tentative de défécation réveille un ténesme des plus pénibles, aussi depuis huit jours n'y a-t-il pas eu de garde robes. La pression dans la fosse iliaque gauche détermine une vive souffrance, même résultat par le toucher vaginal ; pas d'empâtement dans les culs-de-sac.

Traitement. — Bain tiède prolongé, purgatif salin, cataplasme de fécule sur les parties malades, cataplasme intra-vaginal.

31 mars. L'exsudat blanchâtre qui recouvrait les ulcérations a disparu. Les grandes lèvres restent tuméfiées et ont pris sur leur face externe un aspect mamelonné hypertrophique ; même état pour les plaques de la cuisse.

2 avril. Les plaques de la cuisse se sont affaissées d'une façon notable depuis deux jours, les grandes lèvres ont diminué un peu de volume, mais conservent toujours leur aspect mamelonné. Les deux ulcérations signalées au niveau de l'orifice anal sont détergées et cicatrisées dans la partie inférieure. L'exulcération persiste encore au niveau du rebord de l'orifice et sur la muqueuse. Les garde-robes sont toujours difficiles et douloureuses ; il existe une véritable contracture du sphincter anal. La muqueuse vaginale est moins enflammée ; l'ulcération du col a disparu. La douleur du ventre persiste.

Le 4. Il ne reste plus à la face interne des cuisses que des taches un peu violacées. Les grandes lèvres ont diminué de volume et perdent leur aspect mamelonné. Toutes les ulcérations sont cicatrisées. Les ganglions de l'aine ne sont plus douloureux, mais leur induration persiste.

On se borne comme traitement externe à des soins de propreté. Injections astringentes dans le vagin.

Le 15. La malade sort complètement guérie, à part une certaine sensibilité à la pression dans la fosse iliaque gauche.

OBSERVATION V (personnelle).

Herpès confluent de la région périanale. Troubles fonctionnels du côté de la vessie et du rectum. Apparition d'un bourrelet hémorrhoïdal. Accidents névralgiques. Hyperesthésie et anesthésie. Troubles de la motilité.

La nommée Marie P..., âgée de 24 ans, domestique, entre le 18 décembre 1879, salle Saint-Clément, lit n° 10.

C'est une femme blonde, peu vigoureuse, offrant des attributs assez nets de lymphatisme. Jusqu'à l'âge de 15 ans elle a eu de l'impétigo du cuir chevelu; elle présente dans la région du cou des traces cicatricielles d'anciens abcès ganglionnaires.

Habituellement bien réglée, déflorée à 21 ans, un enfant à 22 ans.

Cette malade ne paraît avoir dans ses antécédents aucune affection génitale syphilitique ou autre.

Il y a cinq jours, sous une influence qu'elle ignore, elle se sentit fatiguée, courbaturée, puis survint bientôt une céphalalgie frontale fort pénible ; dans la nuit qui suivit, les organes génitaux furent le siège de douleurs très vives, douleurs qui précédèrent immédiatement l'apparition d'une éruption confluente occupant la vulve et l'espace interfessier.

Ces douleurs étaient caractérisées par un sentiment de cuisson extrêmement violent, ou plutôt de brûlure, localisé surtout dans la région périnéale. Il y avait en même temps des élancements dans presque toute l'étendne de la face interne des cuisses, un sentiment de tension à l'hypogastre et dans la région dorso-lombaire. La cuisson existait d'une façon continue, mais les élancements avaient une forme intermittente avec exacerbations. La douleur était si vive que la malade a dû garder le lit les quelques jours qui ont précédé son entrée à l'hôpital; le moindre mouvement réveillant et exagérant les souffrances. Aujourd'hui encore, la malade s'avance courbée en deux, et nous supplie de vouloir bien l'examiner à son lit. On est presque obligé de la porter pour la faire asseoir sur la chaise à spéculum.

En même temps que l'éruption des troubles fonctionnels fort intéressants se sont produits du côté de la vessie et du rectum, la poussée aiguë qui s'est faite vers les organes génitaux a déterminé du côté du rectum l'apparition d'hémorrhoïdes qui débordent aujourd'hui à la marge de l'anus.

L'apparition de ce bourrelet s'accompagna dans la première nuit de cuissons fort vives, d'un ténesme rectal extrêmement pénible.

Sous cette influence il se produisit à deux reprises des hémorrhagies anales et la malade évalue à un demi-litre le sang qui s'écoula.

Du côté de la vessie, phénomènes de ténesme, envies fréquentes d'uriner aboutissant à l'expulsion d'une goutte de liquide, expulsion suivie d'une sensation de brûlure intense. En même temps écoulement vaginal de couleur blanc jaunâtre.

Etat actuel. — Au premier abord nous reconnaissons que la maladie est concentrée au pourtour de l'anus. La peau du périnée, la face interne des fesses, les plis radiés de l'anus sont couverts d'un semis de petites ulcérations. L'éruption a été tellement confluente que les ulcérations ne sont séparées que par des ponts insignifiants d'épiderme, qui en certains points sont absolument linéaires, et en d'autres ont disparu, et alors il en résulte une série d'ulcérations en huit de chiffre, en trèfle, résultat évident de la fusion de deux ou trois bulles primitivement isolées. Le nombre de ces petites ulcérations concentrées autour de l'anus s'élève à plus de 180. La plupart affectent la forme circulaire et semblent produites par la rupture d'une vésicule dont le volume à dû être le double de celui d'un grain de mil. Le fond de ces petites ulcérations est rouge cerise, elles sont entourées d'un liséré épidermique blanchâtre et légèrement saillant formant une petite collerette à l'ulcération.

Nous trouvons des ulcérations analogues aux précédentes à l'entrée de l'anus, dans le point où la muqueuse se continue avec la peau. Cet examen est particulièrement douloureux. Ces ulcérations sont voilées par un bourrelet hémorrhoïdal composé de deux masses du volume d'une cerise. Ces hémorrhoïdes sont d'un rouge violacé, dures, et légèrement exulcérées en plusieurs points.

En dehors des plis radiés et du groupe d'ulcérations miliaires que nous avons décrit dans un point de la peau de la fesse qui correspond à l'ischion existe à droite et à gauche une ulcération grande comme une pièce de deux francs. Ces deux ulcérations sont symétriques, elles ont une forme identique et se ressemblent jusque dans leurs moindres détails. Leur ressemblance est si parfaite qu'en rapprochant les fesses elles s'appliquent exactement l'une à l'autre, leurs bords sont aplatis, sinueux, offrant une série d'angles saillants et rentrants.

Le fond est légèrement déprimé, couvert au centre d'un exsudat jaunâtre qui n'existe pas à la périphérie où le derme se montre à nu et d'un rouge vif. La base n'est pas indurée.

Au-dessous de la partie inférieure de l'ulcération terminée par un angle légèrement arrondi se présentent à droite et à gauche deux ulcérations circulaires. Résultat évident de la rupture de vésicules appartenant au même groupe que celles qui ont formé la grande plaque ulcérée.

Sur le bord antérieur des grandes lèvres nous voyons quatre ou cinq ulcérations arrondies ou elliptiques qui diffèrent un peu des précédentes. Leur surface est celle d'une lentille, deux sont plus petites, mais le fond en est déprimé et elles reposent sur une sorte de base papuleuse comme conique.

Trois ou quatre petites ulcérations miliaires dans le pli génito-crural gauche.

A la partie inférieure du même pli, ulcération grande comme la moitié d'une pièce de cinquante centimes, présentant la forme d'une rosette à dentelures inégales.

Les ganglions de l'aine sont augmentés de volume, indurés, la palpation est douloureuse des deux côtés.

Les grandes et les petites lèvres ne sont pas tuméfiées, rougeur assez vive de la face interne; la muqueuse a un aspect comme mamelonné dû à la saillie des glandules.

Rougeur très vive au niveau du méat, la pression sur le canal de l'urèthre est fort douloureuse, il ne s'écoule pas de pus par l'orifice extérieur.

La muqueuse vaginale a une couleur d'un blanc rosé et ne paraît nullement enflammée quoique l'introduction du spéculum soit fort pénible.

Le col utérin est rouge, comme congestionné, la lèvre inférieure est couverte dans toute son étendue d'une ulcération, la partie supérieure de cette ulcération semble se prolonger dans la cavité du col. La partie inférieure est nettement limitée et présente un bord festonné des mieux caractérisés.

Les phénomènes douloureux du côté de la vessie et du rectum sont un peu atténués.

Le ténesme vésical persiste encore, il y a 15 à 20 mictions par jour, mais la cuisson est moins vive.

La défécation est très pénible, la malade éprouve en allant à la garde robe une sensation de déchirement, avec irradiations douloureuses dans la face externe des fesses.

Les hémorrhoïdes ont cessé de donner du sang.

La peau des organes génitaux, des fesses et de la face interne des cuisses est le siège [d'une hyperesthésie notable. La malade sent très vivement la moindre piqûre faite avec une épingle, que cette piqûre porte sur les plaques ulcérées, ou sur la peau[saine. L'application d'un corps froid ou chaud, détermine des mouvements reflexes, dont la violence et l'étendue paraissent singulières.

Traitement. Bain tiède. Application de cataplasmes d'amidon, purgatif et lavement émollient, repos au lit. Une pilule d'extrait thébaïque de 5 centigr. le soir.

Le 19. La malade qui n'avait pas fermé l'œil depuis cinq jours a pu dormir, le calme est revenu, les organes génitaux sont toujours le siége d'une certaine tension, mais la miction n'est plus aussi douloureuse. La gêne dans la marche est moindre. La malade éprouve encore une certaine difficulté à se redresser, il y a de la roideur dans les muscles du dos et de la cuisse.

La rougeur vive des ulcérations péri-anales tend à s'effacer.

Le bourrelet hémorrhoïdaire a diminué de volume.

L'ulcération de la lèvre inférieure du col est légèrement cautérisée avec le crayon de nitrate d'argent.

Traitement. Bain. Injections émollientes, un nouveau purgatif.

Le 22. Les ulcérations herpétiques ont en partie disparu. Les deux plaques ulcérées décrites plus haut au pourtour de l'anus, sont remplacées par deux taches rosées, d'aspect lisse et brillant présentant la même forme et la même étendue que les ulcérations.

Les érosions vésiculeuses qui criblaient les plis radiés ont presque toutes disparu, et ne sont plus marquées que par de petites taches circulaires rosées.

. L'ulcération du pli génito-crural gauche est cicatrisée mais d'une façon différente des précédentes. Le fond de l'ulcération s'est élevé, a pris un aspect violacé. Les bords sont saillants, et donnent au doigt une sensation de bourrelet des plus nettes.

La malade ne souffre plus.

L'ulcération de la lèvre inférieure du col, n'est plus représentée que par de la rougeur, il n'y a que la partie centrale qui ne soit pas reparée.

Les tumeurs hémorrhoïdales ont considérablement diminué, elles sont flasques et ridées.

Le 25. Les ulcérations circulaires péri-anales ne laissent plus aucune trace persistance, des taches violacées, à la place des deux grandes ulcérations, l'épiderme à ce niveau a un aspect lisse et il est comme plissé et déprimé.

La saillie formée par l'ulcération du pli génito-crural gauche s'affaisse.

Le 30. La malade examinée le jour de sa sortie ne présente plus comme reste de la lésion que trois taches violacées siégeant à la place des ulcérations décrites plus haut, l'épiderme a gardé son aspect plissé, il y a positivement en ces trois points une sorte de dépression comme si la peau avait souffert dans sa nutrition.

Nous piquons ces trois points avec une épingle, et nous constatons une légère diminution de la sensibilité, comparée à celle de la peau voisine.

Exeat.

OBSERVATION VI (personnelle).

Herpès confluent des grandes lèvres et des plis génito-cruraux. Ulcérations herpétiques de la muqueuse vaginale et du col de l'utérus. Vaginite et uréthrite blennorrhagiques.

La nommée Maria G..., âgée de 25 ans, couturière, entre à l'hôpital de Lourcine le 10 mars 1879, salle Saint-Clément, n° 28.

Le début des accidents dont souffre la malade remonte à dix jours, elle aurait éprouvé à cette époque des cuissons en urinant suivies bientôt d'un écoulement vaginal abondant. Puis à plusieurs reprises, un sentiment de tension et de chaleur à l'hypogastre, accompagné de quelques frissons. L'éruption spéciale qui se montre aux organes génitaux ne serait venue que quatre jours après l'écoulement.

La malade est une femme vigoureuse, habituellement bien portante ; elle affirme de la façon la plus catégorique n'avoir jamais eu d'autre affection génitale que celle que nous lui voyons aujourd'hui.

Etat actuel. — Les grandes lèvres, la partie supérieure des cuisses, la rainure interfessière, la fourchette présentent dans leur ensemble un aspect des plus remarquables. La peau est rouge, hypérémiée, présentant là des groupes de vésicules transparentes, ailleurs des plaques d'exsudat blanchâtre ou des ulcérations superficielles à bords contournés. Toutes ces parties sont baignées par le liquide abondant qui s'écoule du vagin Les poils de la région sont intriqués, collés en pinceau ou enveloppés dans les exsudats pseudo-membraneux.

Dans les deux plis génito-cruraux nous voyons un nombre très considérable de petites érosions circulaires ou elliptiques à bords non saillants occupant en surface, les plus petites la tête d'une épingle ; les plus vastes, l'étendue d'une lentille. Le fond de ces érosions est couvert d'une légère couche jaunâtre. A la partie inférieure des plis génito-cruraux, nous trouvons des ulcérations plus grandes formant de véritables plaques et paraissant résulter de la fusion d'ulcérations plus petites ; le fond de ces plaques est couvert d'une croûte jaunâtre sèche, leur bord se marque par un tracé linéaire d'un rouge cerise qui tranche vivement sur la peau voisine.

En descendant, se montre de chaque côté de la fourchette une série de vésicules et de phlyctènes à parois semi-transparentes, de couleur légèrement ambrée ; en les piquant avec une épingle nous voyons sortir un liquide transparent. Ces vésicules sont de différents volumes : les unes, comme miliaires, ne se voient qu'en regardant de très près ; les autres sont plus grosses qu'une tête d'épingle ; d'autres enfin se sont fusionnées et forment une véritable ampoule ayant la surface d'une pièce de 50 centimes. Un peu au-dessus du groupe de vésicules décrit précédemment et toujours à la fourchette, nous voyons des ulcérations : les unes circulaires, les autres elliptiques couvertes d'une pseudo-membrane blanchâtre. Cette pseudo-membrane paraît formée à la fois par l'épiderme et par la coagulation du liquide contenu dans une vésicule ; en effet, nous enlevons avec une pince d'abord une lamelle épidermique, puis au-dessous une petite masse mollasse blanchâtre se désagrégeant facilement et alors nous découvrons le fond rouge intense de l'ulcération.

Les ulcérations et les vésicules décrites dans les plis génito-cruraux et à la fourchette offrent une symétrie parfaite. Celles du côté droit correspondant exactement à celles du côté gauche et réciproquement.

La face interne des grandes lèvres, leur face externe sont cou-

vertes de vastes plaques d'exsudat pseudo-membraneux blanc grisâtre en tout analogue à celui que nous avons décrit à la fourchette ; aux grandes lèvres l'exsudat est comme confluent, nous
pouvons détacher, non sans douleur, de la face externe de la
grande lèvre droite un morceau qui a plus de 2 centimètres de
long. La plaque enlevée, nous laissons à nu une surface ulcérée
d'un rouge vif, à bord festonnés. A la face interne des grandes
lèvres, l'exsudat est plus ramolli, moins résistant et nous ne pouvons en détacher que de petits lambeaux.

Deux groupes de 6 à 8 phlyctènes chacun non rompus remplies
d'un liquide transparent siègent à la face externe des grandes
lèvres un peu au-dessus de la partie moyenne. Considérées dans
leur ensemble, les grandes lèvres ont augmenté de volume et sont
comme œdématiées.

A l'entrée du vagin sur les caroncules myrtiformes et en arrière sur la muqueuse vaginale elle-même, nous voyons 5 ou 6 petites ulcérations analogues à celles de la fourchette.

Malgré la douleur fort vive dont se plaint la malade, nous pouvons introduire le spéculum (virginum). La muqueuse vaginale est
rouge, baignée par un liquide purulent abondant. Il s'écoule une
goutte de pus par l'urèthre.

Le col de l'utérus, peu volumineux du reste, présente sur sa
lèvre postérieure 3 ou 4 petites ulcérations circulaires à fond plat,
couvertes d'un exsudat blanchâtre ayant en surface l'étendue d'une
grosse tête d'épingle. De l'orifice du col s'écoule un liquide albu-
minoïde abondant.

Immédiatement, en avant de l'anus, sur la ligne médiane existe
une ulcération superficielle qui s'étend par un prolongement jusque sur une hémorrhoïde procidente. L'ulcération a des bords contournés irréguliers, une partie du fond est d'un rouge cerise, l'autre
partie est recouverte d'un exsudat blanchâtre très adhérent.

La malade souffre horriblement, elle éprouve des cuissons into-
lérables et ne sait quelle situation prendre dans son lit. Insomnie
complète. La marche est presque impossible. Il existe des dou
leurs vagues à l'hypogastre avec irradiations à la face interne des
cuisses dans la partie supérieure. Adénite inguinale double, polyganglionnaire, douloureuse. Inappétence complète, langue couverte d'un enduit saburral, constipation.

Traitement. — Bain simple, purgatif. Injections et lotions à l'eau de guimauve.

11 mars. La douleur est beaucoup moins vive et la peau des organes génitaux moins hypérémiée. L'exsudat blanchâtre qui recouvrait les grandes lèvres est tombé en partie et a laissé à découvert de larges plaques, rouges, ulcérées, dont quelques-unes sont déjà en voie de réparation.

Les deux groupes de vésicules que nous avons signalés à la face externe des grandes lèvres se sont transformés en deux plaques pseudo-membraneuses blanchâtres par fusion de leurs vésicules et coagulation de leur contenu.

Le 13 mars. Eruption de deux nouveaux groupes de vésicules à la partie la plus élevée de la face interne de la cuisse droite. Sentiment de cuisson très vif, malaises, frissons dans la soirée du 12. Insomnie.

Les plaques ulcérées des grandes lèvres et des plis génito-cruraux tendent à se sécher et à se recouvrir d'épithélium.

La vaginite est toujours aussi intense, l'écoulement muco-purulent s'est peu modifié. Les ulcérations vésiculaires signalées sur le col ont disparu.

Le 15 mars. Les ulcérations qui ont succédé à la rupture des vésicules sont complètement transformées et présentent un aspect bien différent de celui qui a été signalé au début. Leur surface est sèche, la couche épithéliale est réparée, mais elle a subi une sorte d'hypertrophie. Les bords sont devenus légèrement surelevés; cette élevure facile à distinguer à la vue se reconnait encore mieux en passant le doigt; de la partie saine de la peau à la plaque. En saisissant la plaque entre les doigts on sent une induration très nette, mais superficielle. Le fond de la plaque a une couleur violacée assez pâle, ses bords sont marqués par un liseré rougeâtre carmin et noir, plus l'aspect festonné de l'ulcération.

Le 19 mars. Les plaques se sont complètement affaissées et ne sont plus marquées que par des taches violacées. L'écoulement vaginal a diminué.

Injection d'alun. Le traitement local se borne à des soins de propreté.

Le 28 mars. La malade sort complètement guérie.

OBSERVATION VII (personnelle).

Herpès des grandes lèvres et de la région anale. Douleurs névralgiques
lombo-abdominales. Albuminurie légère coïncidant avec l'éruption
herpétique.

La nommée Marie H... femme de brasserie âgée de 26 ans,
entre le 20 février 1879 à l'hôpital de Lourcine, salle Saint-Clément, lit n° 11.

Les premiers accidents dont la malade a souffert paraissent
remonter à trois semaines. Huit jours après des relations suspec-
tes, elle éprouva en urinant une cuisson d'abord légère, puis
bientôt fort pénible, et à la suite se produisit un écoulement vaginal muco-purulent, qui persiste encore aujourd'hui. Sous l'influence
de cette uréthrite et de cette vaginite de nature évidemment
blennorrhagique. des poussées d'herpès apparurent aux organes
génitaux.

La malade est une femme bien réglée, multipare, elle affirme
n'avoir jamais eu la syphilis. Nous ne trouvons chez elle après
examen aucune trace de cette affection. Il y a quatre jours environ
elle eut du malaise, quelques frissons, un peu de céphalalgie,
phénomène qu'elle mit sur le compte de sa blennorrhagie ; puis
quelques heures après elle ressentit dans les organes génitaux une
sensation de chaleur extrèmement vive, accompagnée de douleurs
dans les parties voisines. Ces douleurs étaient surtout marquées
dans les lombes. Elles s'irradiaient de là dans la paroi antérieure
de l'abdomen, les aines et la partie supérieure des cuisses. Ce qu'il
y avait de plus pénible pour elle c'étaient les sensations spéciales
qu'elle éprouvait du côté de la vessie et du rectum. Un besoin
incessant d'uriner aboutissant à l'excrétion de trois ou quatre
gouttes d'urine rougeâtre comme sanguinolente, des envies répétées d'aller à la selle ; un ténesme rectal des plus pénibles. Bientôt
la malade vit apparaître dans la rainure interfessière, une série de
boutons qui l'inquiétèrent vivement et qui décidèrent de son entrée
à l'hopital.

Les organes génitaux sont dans toute leur étendue le siège

d'une rougeur intense, mais plus marquée dans la rainure interfessière que partout ailleurs.

Sur la face externe des grandes lèvres nous trouvons quatre ulcérations d'un rouge vif, extrêmement douloureuses au toucher. Ces ulcérations ont leur fond semé de petits points d'un rouge plus sombre qui ne paraissent être autre chose que les papilles mises à nu. Ces ulcérations reposent sur une base non indurée, et ont des bords nettement polycycliques ; il en existe trois sur la face externe de la grande lèvre droite et une à gauche, la plus grande de ces ulcérations ne dépasse pas l'étendue d'une pièce de cinquante centimes.

Autre ulcération de même aspect et celle-là fort douloureuse, sur la ligne médiane au niveau de la fourchette.

Les lésions les plus accentuées siègent dans la rainure interfessière, cette région est en effet criblée de vésicules non encore rompues. Parmi ces vésicules, les unes sont comme papuleuses entourées d'un cercle rouge et semblent dues à l'inflammation des éléments pilo-sébacés de la région ; les autres plus aplaties sont remplies d'un liquide transparent et ont fusionné en quelques places, de façon à former de véritables bulles. Sur plusieurs points les vésicules papuleuses ont crevé et ont laissé à leur place des petites ulcérations à bords nettement limités. Parmi ces ulcérations, les unes sont à fond plat, les autres un peu plus excavées comme infundibuliformes et paraissent dues à la rupture des boutons papuleux que nous avons décrits. Enfin un peu en dehors de la raie interfessière dans le point où la fesse correspond à l'ischion se présente de chaque côté une ulcération très superficielle et symétrique. Celle de droite s'applique exactement à celle de gauche. Cette double ulcération a des bords plats irréguliers, à angles saillants et rentrants, marqués par une ligne épidermique blanchâtre et paraît en voie de réparation. Le fond est rouge et légèrement granuleux.

Les ganglions des deux aînes sont peu volumineux, non douloureux, mais nettement indurés. Le méat urinaire est rouge, la muqueuse est tuméfiée, pas de goutte de pus à la pression.

Vagin rouge et enflammé couvert de muco-pus, mais ne présentant pas trace d'ulcération.

Le col est volumineux hypertrophié, d'un rouge cerise uniforme excepté en deux points. Ces deux points occupent la lèvre inférieure, nous voyons là en effet deux taches blanchâtres irrégulièrement arrondies, légèrement saillantes, comme s'il s'agissait d'un exsudat, et que nous jugeons être deux vésicules d'herpès, analogues à celles de la peau. La malade a encore des élancements dans les lombes avec irradiations vers les aines les cuisses et les organes génitaux. La douleur en urinant se borne à une simple cuisson. Les urines de la malade traitées par la chaleur avec addition de quelques gouttes d'acide nitrique se troublent légèrement, et donnent lieu à un précipité floconneux peu abondant. Traitées simplement par la chaleur elles se troublent, et produisent par le repos un précipité moins abondant que dans le cas précédent.

Traitement. — Cataplasmes de fécule sur les organes génitaux, lotions émollientes, purgatif, cataplasme intra-vaginal.

22 février. Les ulcérations symétriques des fesses, ont diminué de plus de moitié. La malade souffre beaucoup moins. Même état des ulcérations des grandes lèvres. L'examen des urines donne le même résultat que la veille.

Le 24. Les nombreuses vésicules des plis radiés ont disparu pour faire place à des ulcérations qui sont elles-mêmes en voie de réparation. Les plaques ulcérées des fesses et des grandes lèvres ne sont plus marquées que par une tache rosée. Le col présente aujourd'hui une ulcération unique très superficielle résultat de la fusion des deux ulcérations signalées au début. Les ganglions du pli de l'aine ont diminué. L'ulcération du col est touchée avec le crayon de nitrate d'argent. La malade est soumise aux injections intra-vaginales d'alun.

Les urines traitées par la chaleur et l'acide nitrique, ont simplement un aspect un peu louche sans précipité.

Le 30. L'albuminurie a complétement disparu, il ne reste plus trace de l'éruption herpétique. L'écoulement vaginal continue mais s'est modifié. Les culs-de-sac restent rouges. Injections d'alun et tampons d'alun.

10 mars. L'écoulement vaginal a presque cessé. La malade demande son exéat qui lui est accordé.

Observation VIII (personnelle).

Ulcérations herpétiques des grandes lèvres et de la fourchette. Vaginite blennorrhagique. Intertrigo ulcéré de la partie supérieure des cuisses.

La nommée Marceline R... âgée de 18 ans, modiste, entre le 6 février 1879 à l'hôpital de Lourcine.

Les accidents remontent à deux jours seulement, et se sont caractérisés par un écoulement vaginal muco-purulent, de la pesanteur dans les aînes, une sensation de feu, de cuisson fort vive au niveau des grandes lèvres et à la partie supérieure des cuisses.

Absence totale de phénomènes génitaux, pas de frissons, pas de céphalalgie, pas de courbature.

Etat actuel : les grandes lèvres, la partie supérieure des cuisses sont baignées par un liquide muco-purulent très abondant qui s'écoule du vagin.

La face externe des grandes lèvres dans leur partie inférieure, la fourchette offrent de chaque côté sept ou huit ulcérations, arrondies ou elliptiques ; les unes ont un fond rouge, les autres sont voilées par un exsudat blanchâtre qui se détache facilement, les bords sont polycycliques, et les ulcérations affectent dans leur situation et leur étendue une symétrie parfaite.

A la partie supérieure de la face externe des grandes lèvres, nous voyons trois ou quatre plaques saillantes présentant un aspect mamélonné, et offrant la plus grande ressemblance avec des plaques muqueuses. Le fond de ces plaques est sec, recouvert d'épithélium et tranche par sa coloration plus vive sur les parties voisines. A la partie supérieure de la face interne de la cuisse droite, nous voyons une vaste ulcération, grande comme la moitié de la paume de la main. Les bords de cette ulcération sont mal limités, à angles saillants et rentrants, ils sont entourés d'une auréole rouge de deux travers de doigt. Le fond de l'ulcération est d'un rouge vif granuleux ; quant à sa nature elle nous paraît différente des ulcérations vulvaires ; c'est un érythème cutané poussé au dernier degré et ayant abouti à la chute de l'épithélium. La malade faisait de nom.

breuses courses, et le frottement a dû être pour quelque chose dans cette vaste exulcération.

Dans le pli génito-crural gauche, existent quatre ulcérations, dont l'une grande comme une pièce d'un franc, la peau est d'un rouge vif à leur pourtour.

Examen au spéculum. — Cet examen est fort douloureux, nous trouvons la muqueuse vaginale violemment enflammée surtout dans les culs de sac, un liquide purulent jaune verdâtre, coule sur les valves du spéculum.

Le col est volumineux, rouge, et présente une ulcération sans grands caractères sur sa lèvre inférieure. La muqueuse du canal de l'urèthre ne paraît pas enflammée, la pression d'arrière en avant sur la paroi inférieure du canal donne un résultat négatif. La malade du reste n'accuse aucune douleur à la miction.

Adénite inguinale double, polyganglionnaire, marque surtout à gauche.

Persistance d'un sentiment de pesanteur dans les aînes et de cuisson aux grandes lèvres et aux cuisses.

Traitement. — Cataplasmes de fécule sur les organes génitaux, bain tiède prolongé.

8 février. L'exulcération de la partie supérieure de la cuisse droite s'est recouverte d'épithélium dans presque toute son étendue, la zône rouge qui l'entourait s'est atténuée et a même complétement disparu en certains points, transformation analogue à gauche. Les plaques saillantes signalées à la partie supérieure des grandes lèvres, n'ont pas subi de modification notable. Les ulcérations de la partie inférieure persistent avec leur caractère mais sont moins enflammées.

Même état de la muqueuse vaginale. Nouveau bain tiède prolongé, cataplasmes intra-vaginaux.

Le 10. Les ganglions de l'aine sont moins volumineux et moins douloureux, les plaques ulcérées des cuisses sont complètement guéries. Quelques-unes des ulcérations polycycliques de la fourchette et de la partie inférieure des grandes lèvres ont perdu leurs caractères pour se changer en taches violacées un peu hypertrophiques.

Le 15. L'écoulement vaginal est aussi abondant, mais la douleur est moins vive, la malade est mise aux injections astringentes.

Les plaques du début et les taches violacées s'affaissent. L'induration persiste seulement dans quelques ganglions de l'aîne.

Le 20. La malade ne présente plus trace des ulcérations des organes génitaux. Les culs-de-sac du vagin restent rouges.

4 mars. L'écoulement vaginal est devenu insignifiant. Exéat.

OBSERVATION IX (personnelle).

Herpès des plis génito-cruraux. Chancres mous. Inoculation spontanée du pus des chancres mous sur une plaque d'herpès. Vaginite et uréthrite blennorrhagiques.

La nommée E. M..., âgée de 62 ans, blanchisseuse, entre, le 26 mai 1879, salle Saint-Clément, n° 10.

Cette femme souffre depuis trois semaines d'une vaginite et d'une uréthrite aiguë ; mais depuis quatre jours seulement les symptômes ont pris une intensité telle que la malade a dû garder le lit et se condamner à un repos absolu.

Frisson violent, céphalalgie intense, nausées, douleurs lombo-abdominales descendant jusque dans les cuisses, ténesme rectal et vésical, tels sont les phénomènes qui ont précédé l'apparition u les organes génitaux des boutons que nous y voyons aujourd'hui.

Les troubles vésicaux paraissent avoir eu une intensité tout à fait remarquable ; la malade était tourmentée par des envies d'uriner sans cesse répétées, et qui aboutissaient à l'excrétion d'une ou de deux gouttes d'urine. La malade affirme avoir uriné du sang à deux reprises différentes, mais en petite quantité.

État actuel. — Les organes génitaux sont dans un état d'hyperhémie qui explique bien la violence des douleurs. La peau des grandes lèvres, celle du pubis, celle des plis génito-cruraux, les fesses dans leur moitié interne, sont le siège d'une rougeur intense. Toutes ces parties sont irritées par un liquide muco-purulent verdâtre, qui s'écoule du vagin et qui les baigne.

Les grandes lèvres, rouges, tuméfiées, sont accolées l'une à l'autre ; leur face externe présente de chaque côté une quinzaine de petites papules rouges saillantes, qui présentent un ou plusieurs poils à leur sommet. Quelques-unes de ces papules sont ulcérées, et présentent une dépression infundibuliforme. Sur la face externe des grandes lèvres et dans les plis génito-cruraux, nous voyons trois ou quatre groupes de vésicules présentant un aspect absolument différent de l'éruption précédente. Ces vésicules sont plates, remplies d'un liquide transparent : les unes sont isolées ; les autres groupées ensemble, de façon à former une petite ampoule. Enfin, à la partie supérieure des plis génito-cruraux, nous voyons une ul cération d'un rouge vif, à bords policycliques, due évidemment à la rupture de vésicules qui ont paru avant les groupes précédents. Adénite inguinale double très prononcée, mais peu douloureuse. L'un des ganglions a le volume d'un œuf de perdrix.

La muqueuse vaginale a un aspect violacé et sécrète une quantité considérable de muco-pus verdâtre. L'introduction du spéculum fait apparaitre une goutte de pus au méat. Le col est volumineux, fissuré et ulcéré superficiellement dans sa moitié inférieure. De l'orifice du col s'échappe un liquide purulent.

La malade souffre encore beaucoup. Les envies d'uriner reviennent à chaque instant ; impossibilité presque absolue d'aller à la garde-robe. Douleurs très nettes, réveillées par la pression de chaque côté de la colonne lombaire ; douleurs marquées de la face interne des cuisses, exagérées pendant la marche. La malade s'avance, courbée sur elle-même : ce n'est qu'avec la plus grande difficulté qu'elle peut se redresser.

Traitement. — Bain tiède prolongé ; purgatif ; cataplasmes de fécule sur les organes génitaux ; injections émollientes.

1er juin. Les boutons papuleux des grandes lèvres se sont creusés de façon à présenter des ulcérations taillées à pic, qui ressemblent absolument au chancre mou.

Les vésicules signalées plus haut se sont rompues et ont laissé des ulcérations tout à fait analogues à celles décrites le premier jour à la partie supérieure des plis génito-cruraux. Sur un point d'une de ces plaques ulcérées, à droite, il se produit une dépresion infundibuliforme analogue à celle des grandes lèvres. Le pus des boutons semble s'être inoculé sur la plaque d'herpès.

Pour nous assurer si les ulcérations des grandes lèvres sont des chancres mous, nous faisons avec les précautions d'usage une inoculation à la face interne de la cuisse gauche.

Le 4. Les ulcérations des grandes lèvres ont pris le caractère du chancre mou le mieux caractérisé. L'inoculation a été positive. Celle qui s'est faite spontanément sur la plaque d'herpès de la cuisse droite offre aujourd'hui un aspect qui ne permet pas d'hésiter sur le diagnostic. Ces différentes ulcérations sont pansées à l'iodoforme.

Les plaques herpétiques sont en voie de réparation. Pour les protéger contre le pus des chancres mous, nous les couvrons d'une poudre faite de talc pulvérisé et d'oxyde de zinc.

Le 8. Le fond des chancres mous se déterge ; la peau des parties génitales a cessé d'être rouge et tuméfiée ; les grandes lèvres reprennent leur volume normal ; les ganglions des anses sont moins indurés. Les plaques d'herpès, dans les plis génito-cruraux, sont cicatrisées, mais sont devenues saillantes et comme hypertrophiques ; liseré d'un rouge violacé très marqué à leur périphérie.

L'écoulement vaginal a diminué. La malade marche facilement. Les douleurs lombo-abdominales ont disparu.

Le 10. Les plaques herpétiques s'affaissent, tout en gardant leur caractère rouge violacé.

Le 15. Les chancres mous laissent des dépressions cicatricielles ; mais la sécrétion est presque tarie.

Le 20. Exeat.

Observation X (personnelle).

Eruption herpétique des grandes lèvres et des plis génito-cruraux. Vaginite bleznorrhagique. Deux poussées successives. Hyperesthésie utéro-ovarienne. Transformation des ulcérations herpétiques en plaques muqueuses. Roséole. Plaques muqueuses de l'isthme du gosier.

La nommée Marie P..., domestique, âgée de 17 ans, entre à l'hôpital de Lourcine, le 6 novembre 1879, salle Saint-Clément, n° 6.

Cette femme est bien réglée, multipare, n'a jamais été traitée pour aucune affection génitale ; elle fait remonter à un mois les accidents dont elle souffre aujourd'hui. Elle éprouve à cette époque des cuissons en urinant, une gêne de la marche, caractérisée par un sentiment de tension dans les aines et quelques douleurs dorso-lombaires. Bientôt apparut un écoulement vaginal muco-purulent qui est encore très abondant. La malade continue à faire son service assez pénible de domestique, sans consulter aucun médecin et sans faire aucun traitement. Son état restait à peu près stationnaire quand, il y a trois jours, les choses changèrent complètement de face. La malade eut plusieurs frissons répétés, une céphalalgie vive, et, comme elle le dit, une espèce de fluxion vers les organes génitaux. Cette poussée inflammatoire était caractérisée par une sensation de feu, de brûlure, occupant les grandes lèvres et s'irradiant jusque dans la région anale ; de plus, il existait en même temps des élancements à l'hypogastre, localisés surtout dans la fosse iliaque gauche. Le ventre était devenu assez sensible pour que le poids des couvertures du lit fût difficilement supporté. A la suite de ces divers accidents, survint une éruption aux organes génitaux, après laquelle se produisit un certain seulagement. La malade, interrogée avec beaucoup de détails, affirme de la façon la plus catégorique n'avoir eu aucun bouton, aucune écorchure aux organes génitaux avant cette époque. Elle se livrait plusieurs fois par jour à des soins de propreté qui, nous dit-elle, lui auraient fait reconnaître la moindre écorchure.

Etat actuel. — Dans les plis génito-cruraux, nous trouvons de chaque côté trois ou quatre ulcérations circulaires, ayant l'étendue d'une lentille, entourées par un cercle de peau rouge et légèrement tuméfiée. En un point du pli génito-crural gauche, ces ulcérations se sont fusionnées : nous y voyons une plaque ulcérée, à bords irréguliers, policycliques et un peu saillants, à fond rouge non induré. Dans le voisinage de l'ulcération se montre une ampoule, résultat évident de la confluence de plusieurs vésicules, ampoule remplie d'uu liquide transparent, et grande comme une pièce de vingt centimes en argent.

Les grandes lèvres sont également tuméfiées, douloureuses au toucher ; leur face interne présente, à droite comme à gauche, cinq exulcérations très superficielles, à fond d'un rouge vif pointillé de blanc, et entouré d'un liseré épithélial blanchâtre. Ces ulcérations ont une forme elliptique très allongée, et sont étranglées en plusieurs points, de façon à avoir l'aspect de 8 de chiffre superposés ; elles sont très douloureuses, et saignent quand on essaie de les déterger avec un pinceau ; le fond n'est pas induré.

La peau de la face externe des grandes lèvres est rouge, enflammée, mais ne présente ni érosion, ni vésicule.

Au pourtour de l'anus, sur les plis radiés, nous voyons quatre ou cinq petits boutons légèrement papuleux, entourés d'une auréole rouge, et présentant un poil à leur partie centrale : on dirait des follicules enflammés.

Les ganglions sont engorgés dans les deux aines, très augmentés de volume, surtout à gauche, douloureux au toucher, et gênant la marche.

Examen au spéculum. — La muqueuse vaginale est rouge, couverte d'un muco-pus verdâtre, mais sans trace d'ulcération.

Muqueuse du col rouge, non ulcérée; par l'orifice du col s'écoule une assez grande quantité d'un liquide visqueux, opalin.

Les moindres mouvements imprimés au spéculum pour découvrir le col sont très douloureux. Par le toucher, nous ne constatons aucun engorgement dans les culs-de-sac; la muqueuse est parfaitement souple, l'utérus est mobile, ballotte parfaitement; mais ce mouvement de ballottement ne se fait pas sans déterminer dans l'hypogastre une sorte de douleur contusive. Cette douleur s'accentue encore quand on combine le toucher avec la palpation abdominale. Il existe surtout une vive sensibilité dans la fosse iliaque gauche.

La miction est encore un peu douloureuse; pas de goutte de pus au méat.

La gorge de la malade est saine; sa peau présente une coloration normale. Les ganglions cervicaux sont peu marqués. Pas de chute des cheveux.

Traitement.—Bain prolongé; injections émollientes; cataplasme sur les parties enflammées. Repos au lit.

9 novembre. Les ulcérations des plis génito-cruraux sont en voie de cicatrisation. Leur fond, qui reste toujours assez rouge, s'est séché et recouvert d'épithélium; leurs bords sont devenus un peu plus saillants.

La vésicule ampulliforme est remplacée par un exsudat pultacé, blanchâtre, recouvrant une ulcération d'un rouge vif.

Les ulcérations des grandes lèvres tendent à disparaître.

Deuleurs dans les aines et à l'hypogastre moins vives.

L'écoulement vaginal s'est peu modifié.

Le 12. Dans la nuit d'hier, une nouvelle éruption s'est faite à la face interne et au bord antérieur des grandes lèvres. Durant toute la nuit, la malade a souffert de cuissons extrêmement vifs, l'insomnie a été complète ; elle ne paraît pas avoir eu de frissons. En écartant les grandes lèvres, nous voyons en effet, sur leur face interne, une quantité considérable de vésicules pleines d'un liquide transparent, et deux plaques bulleuses à bords policycliques, résultat évident de la fusion de plusieurs vésicules.

Une vésicule semblable aux précédentes se montre sur la face externe de la petite lèvre droite.

Le 14. A la place des vésicules que nous avons vues avant-hier, nous trouvons de petites ulcérations circulaires, d'un rouge vif. Quant aux plaques bulleuses, elles sont remplacées par une sorte de pseudo-membrane blanchâtre. Les boutons papuleux signalés à l'anus ont disparu ; quant aux ulcérations que la malade présentait le jour de son entrée, elles sont aujourd'hui cicatrisées, mais la cicatrice en est saillante, légèrement hypertrophiée, et d'apparence violacée : c'est ce que l'on voit dans les plis génito-cruraux. A la face interne des grandes lèvres, l'aspect est peu différent, à cause de la nouvelle poussée de vésicules qui s'est faite à la même place que les ulcérations ou dans leur voisinage immédiat.

Les ganglions de l'aine sont aujourd'hui aussi sensibles que le premier jour ; les douleurs dans la fosse iliaque gauche paraissent avoir encore augmenté.

Le 19. Les ulcérations de la face interne des grandes lèvres sont en voie de réparation ; mais en même temps le fond et les bords ont subi une élévation notable : en certains points, le bord antérieur des grandes lèvres a un aspect comme papuleux, mamelonné.

Les ganglions de l'aine restent volumineux et indurés ; l'écoulement vaginal s'est sensiblement modifié.

Le 25. A la place des exulcérations signalées plus haut, nous voyons aujourd'hui des plaques saillantes, à fond rougeâtre et induré. A la face interne des grandes lèvres, les plaques cicatricielles des ulcérations herpétiques ont absolument l'aspect des plaques muqueuses vulgaires ; dans les plis génito-cruraux, nous voyons, à la place des ulcérations, des plaques saillantes, mais à surface sèche, recouverte d'épithélium. Nous sommes tout à fait surpris de cette évolution. On continue un traitement purement anodin.

La malade se plaint de perdre ses cheveux. La gorge et la peau ne présentent rien de particulier.

2 décembre. Les plaques des grandes lèvres ont continué leur marche hypertrophique ; elles se sont aujourd'hui tellement développées, que les grandes lèvres sont doublées de volume. Leur surface sécrète un liquide sanieux. La peau de la malade présente aujourd'hui dans le dos un aspect marbré significatif.

Le 6. Roséole des plus nettes. La peau du dos est couverte de larges plaques rouges, plaques rouges un peu moins marquées sur le ventre et la poitrine ; en certains points, un élément papuleux de couleur cuivrée est mêlé aux plaques rouges.

La malade est mise au traitement : une cuillerée de liqueur de Van-Swieten.

Les plaques muqueuses des plis génito-cruraux sont cautérisées avec la solution de nitrate d'argent au 1/5.

Le 12. Plaques muqueuses sur les amygdales et le pilier droit du voile du palais.

Les plaques muqueuses sont affaissées complètement. La gorge reste un peu rouge.

L'écoulement vaginal a cessé.

OBSERVATION XI (personnelle)

Uréthrite et vaginite blennorrhagiques. Herpès consécutif des plis génito-cruraux, des grandes lèvres et de la muqueuse vaginale. Transformation des ulcérations herpétiques en plaques muqueuses. Plaques muqueuses de l'anus. Eruption cutanée papuleuse.

La nommée Isabelle G... polisseuse âgée de 19 ans, entre à l'hôpital de Lourcine le 16 novembre 1879.

Femme de bonne constitution, nullipare, bien réglée, n'ayant jamais été malade, atteinte depuis six semaines d'une vaginite et d'une uréthrite blennorrhagiques. Cette malade ne s'est soumise à aucun traitement, état de malpropreté remarquable.

Depuis quelques jours seulement, les souffrances se sont accrues de telle sorte que la malade a dû cesser tout travail et même garder le lit ; elle dit avoir eu quelques frissons, une sensation de prurit et de cuisson extrêmement vive dans tous les organes génitaux, puis à la suite une éruption de boutons sur les grandes lèvres.

Etat actuel. Les plis génito-cruraux et la face externe des grandes lèvres sont le siège d'une vive rougeur. Sur ce fond rouge émergent un grand nombre de petits boutons qu'on peut rapporter à deux variétés; les uns papuleux entourés d'une auréole rosée laissant percer un poil à leur partie centrale semblent dus à l'inflammation des follicules pelo sébacés. Les autres boutons ont un aspect vésiculeux beaucoup plus marqué, sont aplatis et entourés également par une aréole de peau rouge. Enfin en deux points à la partie inférièure des grandes lèvres, nous voyons une plaque de peau rouge et saillante une large phlyctène à bords polycycliques et remplie d'un liquide transparent.

Les grandes lèvres dans leur face cutanée et muqueuse sont couvertes d'ulcérations superficielles, limitées par des bords festonnés et présentant un fond d'un rouge vif. Aucune de ces ulcérations ne nous paraît indurée. On compte cinq ou six de ces ulcérations de chaque côté. Les caroncules myrtiformes et la muqueuse vaginale dans son tiers antérieur sont couvertes d'ulcérations absolument semblables à celles des grandes lèvres et fort douloureuses ; en certains points de ces ulcérations il persiste une sorte de pseudo-membrane blanchâtre peu adhérente.

Le vagin est très rouge couvert de muco-pus verdâtre.

Le col de l'utérus est également rouge, assez volumineux mais sans trace d'ulcération. L'orifice du col laisser couler une trainée de muco-pus verdâtre. La pression sur le canal de l'urèthre est douloureuse, la muqueuse du méat est rouge et congestionnée.

Adénite inguinale double, les ganglions sont nettement augmentés de volume, douloureux à la pression et pendant la marche.

Entre les seins la malade présente une plaque d'eczéma large comme la paume de la main. Croûtes jaunâtres d'eczéma impétigineux derrière l'oreille droite.

. A part ces deux points la peau est saine; rien dans la gorge.

Ganglions cervicaux assez marqués, la malade nous affirme qu'elle n'a cessé d'avoir depuis son enfance des croûtes dans les cheveux, elle en a encore aujourd'hui en plusieurs points.

Traitement. Bains, injections émollientes.

9 novembre. Les saillies papuleuses des plis génito-cruraux se

sont affaissées, les vésicules ont fait place à des ulcérations présentant un caractère analogue à celui des ulcérations du premier jour. Quant à ces dernières elles se sont peu modifiées. La malade souffre toujours de cuissons en urinant et de tension dans les aines.

Le 15. Les ulcérations herpétiques du bord antérieur des grandes lèvres et des plis génito-cruraux présentent aujourd'hui un aspect hypertrophique des plus remarquables. Les bords sont restés festonnés mais le fond s'est exhaussé d'une façon singulière. Cela ressemble absolument à la plaque muqueuse commune. Jusqu'ici pas d'accidents du côté de la peau et de la gorge.

Le 22. Les saillies ont pris la forme de plaques muqueuses très hypertrophiques.

Deux plaques muqueuses se montrent au pourtour de l'anus sur les plis radiés. Ce nouvel accident ne nous permettant plus de douter de la nature syphilitique des accidents, nous cautérisons avec la solution de nitrate d'argent au 1/5 et la malade est mise à la liqueur de Van Swieten.

Apparition de macules légèrement saillantes sur la peau du dos et à la face interne des cuisses. Plaque muqueuse sur le pilier gauche du voile du palais.

La malade sort trois semaines après sans avoir eu de nouvelle poussée herpétique. Elle ne conserve de ses accidents secondaires que quelques taches cuivrées sur la peau.

OBSERVATION XII (résumée) (personnelle).

Chancre induré à forme érosive de la grande lèvre gauche. Nombreuses ulcérations herpétiques concomitantes. Accidents secondaires de la syphilis. Eruption papulo-squameuse généralisée.

La nommée Léontine D..., âgée de 21 ans, femme de chambre, entre à l'hôpital de Lourcine, le 11 décembre 1879, salle Saint-Clément, n° 20.

Le premier accident remarqué par la malade a été une tuméfaction de la grande lèvre gauche, tuméfaction peu douloureuse s'ac-

<table><tr><td>Bruneau.</td><td align="right">7</td></tr></table>

compagnant seulement d'une certaine tension. Il y a de cela quinze jours.

La malade n'a interrompu ses occupations que depuis cinq jours seulement. Son état à cette époque s'est brusquement aggravé, des cuissons très vives dans tous les organes génitaux, des élancements, un véritable ténesme vésical, une sensation de brulûre à la miction puis bientôt l'apparition de boutons, tel est l'ensemble des phénomènes qui se sont produits.

La malade et nullipare, mal réglée, et dit n'avoir jamais été traitée pour aucune affection génitale.

Etat actuel. Exulcérations multiples disséminées sur les grandes lèvres.

La grande lèvre gauche présente, dans la partie inférieure de sa face externe, une ulcération très superficielle à forme elliptique, de la grandeur d'une pièce de 50 centimes. Le fond de cette ulcération est rouge, couvert par places d'un léger exsudat blanchâtre. Les bords en sont irréguliers, mal limités, et le fond se continue sans ressaut avec la peau voisine. Une induration très nette, mais superficielle, parcheminée, est perçue en saisissant l'ulcération entre le pouce et l'index.

Les ganglions de l'aine du même côté nous paraissent plus volumineux que ceux du côté opposé. La grande lèvre gauche sur laquelle repose l'ulcération est nettement tuméfiée.

Devant ces caractères nous n'hésitons pas a porter le diagnostic de chancre induré tout en faisant des réserves, vu les autres ulcérations des organes génitaux.

A l'entrée du vagin nous trouvons en effet une autre ulcération superficielle à fond rouge non induré, sans grands caractères.

Quatre ou cinq petites ulcérations circulaires, très rouges, sur le bord antérieur de la grande lèvre droite et paraissant produites par la rupture d'une vésicule.

Ulcérations ayant un caractère analogue sur la face externe des deux petites lèvres.

Dans le pli génito-crural droit deux ulcérations couvertes d'une croûte rougeâtre sèche; dans le pli génito-crural gauche un groupe de cinq ou six ulcérations encadrées par un tracé linéaire d'un rouge violacé.

Vagin normal, col normal, rien au canal de l'urèthre.

Trois boutons papuleux sur les plis radiés de l'anus, laissant passer un poil à leur partie centrale.

Pas de ganglions cervicaux, la gorge est saine, la peau ne présente trace d'aucune éruption.

Traitement. Bains. Aucune cautérisation n'est faite sur les ulcérations, on se borne à appliquer un cataplasme.

13 décembre. La malade souffre beaucoup moins, les ulcérations pâlissent, quelques-unes tendent à la cicatrisation.

Le 18. La peau se marque dans le dos et sur le ventre d'un grand nombre de taches rouges. Chute des cheveux.

La grande ulcération de la lèvre gauche reste toujours indurée, peu de modification. Les autres ulcérations sont presque toutes cicatrisées.

Le 22. Eruption papulo-squameuse généralisée, la malade est mise à la liqueur de de Van-Swieten.

OBSERVATION XIII (personnelle).

**Vaginite aiguë. Ulcération de nature probablement herpétique prise
pour un chancre induré.**

La nommée Angélina P..., brocheuse, âgée de 19 ans, entre le 23 octobre 1879, salle Saint-Clément, n° 31.

Nous avons déjà soigné cette malade pour une blennorrhagie en février dernier, elle en a contracté une seconde il y a huit jours.

Des cuissons en urinant, un écoulement verdâtre, abondant, une tension dans les aines gênant la marche, tels sont les phénomènes qu'elle a éprouvés. Aujourd'hui elle est fatiguée, courbaturée, le douleurs du côté des organes génitaux paraissent avoir subi une certaine exacerbation depuis deux heures.

Etat actuel. Sur la face interne de la grande lèvre droite dans son tiers inférieur, nous trouvons une ulcération grande comme une pièce de 50 cent. de forme elliptique, à bords nettement dessinés par un tracé linéaire blanchâtre. Ces bords sont un peu sinueux, mais non polycycliques, ils sont absolument plats. Le fond de l'ulcération est d'un rouge très vif, fort douloureux au toucher, et présente une duration superficielle des plus nettes. La grande lèvre sur laquelle repose l'ulcération est un peu tuméfiée dans sa partie inférieure.

La face interne de la grande lèvre gauche, offre une ulcération circulaire, très superficielle, grande comme une lentille à fond non induré et voilé par un léger exsudat blanchâtre.

Les ganglions des deux aines sont engorgés, assez volumineux surtout à droite, mais cette adénopathie est absolument indolente.

La muqueuse vaginale est un peu enflammée, le col est normal.

La gorge de la malade est saine, la peau ne présente pas trace de roséole, absence de ganglions cervicaux, pas de chute des cheveux.

Malgré l'absence de ces phénomènes, les caractères de l'ulcération font pencher en faveur d'un chancre induré, et la malade est mise à la liqueur de Van-Swieten. L'ulcération est abandonnée à elle-même. On ne fait aucune application locale, on se borne à donner un bain à la malade.

25 octobre. L'ulcération s'est peu modifiée, elle semble avoir diminué.

Le 27. L'ulcération se cicatrise, sa surface a diminué de plus de moitié, l'érosion circulaire de la face interne de la grande lèvre gauche a disparu, l'induration persiste.

5 novembre. Il ne reste plus à la place de l'ulcération de la grande lèvre droite qu'une plaque rougeâtre un peu saillante comme surelevée, grande comme l'extrémité de la pulpe du petit doigt, avec légère induration sous jacente. L'extrémité inférieure de la grande lèvre reste encore un peu gonflée.

Le 20. Exeat. La malade n'a présenté aucun phénomène de syphilis secondaire, nous l'avons revue depuis et cela plus de six mois après sa sortie de l'hôpital; elle n'a eu absolument aucun accident. Il est donc bien probable qu'il s'agissait d'une ulcération de nature herpétique.

Observation XIV (personnelle).

Herpès solitaire des organes génitaux. Ulcération simulant un chancre
 induré. Absence totale de douleur locale et d'accidents généraux.
 Vaginite et uréthrite blennorrhagiques.

La nommée T... (Mélanie), cartonnière, entre à l'hôpital de
Lourcine le 23 octobre, salle Saint-Ferdinand, n° 1.

Vaginite et uréthrite blennorrhagiques, datant de quinze jours
environ. Cuissons en urinant, écoulement muco-purulent verdâtre
abondant. La malade affirme n'avoir jamais eu d'accidents génitaux autres que ceux qu'elle présente actuellement,

Nous trouvons, sur la face interne de la grande lèvre gauche,
une ulcération irrégulièrement circulaire, à bords sinueux, mais
nettement limités et comme tracés avec la pointe d'une aiguille.
L'ulcération est grande comme une pièce de 20 centimes en argent,
d'un rouge assez vif à sa périphérie, comme voilée par une pseudo-
membrane grisâtre dans sa partie centrale.

Le fond est assez nettement induré, mais l'induration est superficielle et bornée à une simple lame; la grande lèvre sur laquelle
repose l'induration est tuméfiée.

Les ganglions du pli de l'aine, du côté gauche, sont indurés et
légèrement douloureux.

En présence de ces symptômes, nous nous demandons si nous
n'avons point affaire à un chancre induré.

La gorge de la malade est un peu rouge, la peau est normale,
les cheveux ne tombent pas, les ganglions cervicaux ne sont pas
engorgés.

Malgré toutes les apparences en faveur d'un accident primitif,
la malade est soumise à l'expectation. Le traitement se borne à
quelques soins de propreté et à des bains.

L'état général est, du reste, excellent.

Le 24. Pas de modification sensible, l'ulcération à les mêmes
caractères, toutefois la pseudo-membrane qui la recouvrait est
tombée, et elle apparaît d'un rouge uniforme dans toute son
étendue.

Le 25: Dans le pli génito-crural droit, à sa partie moyenne, nous voyons une plaque rouge, large comme une fève, et sur cette plaque de 6 à 8 vésicules, saillantes, pressées les unes contre les autres. Parmi ces vésicules les unes sont remplies d'un liquide transparent, les autres d'un liquide trouble et comme laiteux.

L'éruption paraît s'être faite pendant la nuit et s'est accompagnée d'un vif sentiment de démangeaison. Les phénomènes généraux ont, du reste, fait absolument défaut. La malade assure n'avoir eu ni frissons, ni même une sensation de froid dans le dos, ni céphalalgie. L'appétit est excellent. L'ulcération de la face interne de la grande lèvre gauche a diminué d'étendue, le fond reste toujours induré.

Le 27. Les vésicules se sont rompues et sont remplacées par une croûte d'un jaune brun, la peau sur laquelle elles reposaient n'est plus rouge, les ganglions du pli de l'aine ont diminué de volume.

Le 30. L'ulcération de la grande lèvre gauche, qui ressemblait si bien à un accident primitif, est complètement cicatrisée, toutefois, à son niveau, la peau n'a pas encore repris sa souplesse normale.

La plaque des vésicules du pli génito-crural droit laisse comme trace une tache violacée.

Nous commençons aujourd'hui à traiter d'une façon active la aginite de la malade.

Injections astringentes d'alun, tampons au glycérole de tannin.

La malade reste à l'hôpital jusque dans les premiers jours de décembre, nous n'avons, durant tout ce temps, constaté aucun accident secondaire de syphilis, ce qui nous fait regarder comme une ulcération herpétique l'accident qu'elle présentait à son entrée. D'autant mieux que nous avons vu naître sous nos yeux un nouveau groupe de vésicules.

INDEX BIBLIOGRAPHIQUE

ASTRUC. — De morbis venereis, t. I, lib. IV, caput IV.

HUNTER. — Œuvres complètes, t. II.

BATEMAN. — Abrégé pratique des maladies de la peau classées d'après le système du docteur Villan, 1828.

ALIBERT. — Monographie des dermatoses, t. I. Paris, 1832.

CAZENAVE et SCHEDEL. — Abrégé pratique des maladies de la peau, 1828.

Dictionnaire de médecine en 21 volumes. Article Herpès.

Compendium de médecine et de chirurgie. Art. Herpès.

DUPARCQUE. — Traité théorique et pratique sur les altérations organiques simples et cancéreuses de la matrice, 1837.

RAYER. — Traité des maladies de la peau.

LEGENDRE. — Mémoire sur l'herpès de la vulve. Arch. gén. de médecine, 1853, t. II.

ROLLET. — Ann. de dermatologie et de syphiliographie, 1869

BAZIN. — Leçons théoriques et cliniques sur les affections cutanées, 1868.

HARDY. — Art. Herpès, Dict. de Jaccoud.

HÉBRA. — Traité des maladies de la peau, t. II.

GUENEAU DE MUSSY. — Clinique de l'Hôtel-Dieu.

BOUCHUT. — Gazette des hôpitaux, 1853.

BARENSPRUNG. — Die Gurtel Krankeit. Berlin, 1861.

WERDNER. — Beitrag. zur Kenntniss des Herpès Zoster. Archiv. der Heilkunde.

DREYFOUS. — Gazette hebdomadaire, 1876.

MAURIAC. — Gazette des hôpitaux(1876.

FOURNIER. — Art. Chancre. Dict. de Jaccoud.

    — Leçons sur la syphilis chez la femme.

    — Gazette des hôpitaux, 1878.

DUBUC. — Du chancre multiple herpétiforme. Ann. de dermatologie, 1873-1874.

PELTIER. — Obs. de zona génital. Union méd. du Nord-Est. Novembre 1878.

PERROUD. — Note sur le zona du fessier inférieur ou petit sciatique. Ann. dermatologie, 1877.

TREGMANN. — Saint-Petersburg med. Wochensch., 1876. Herpès de la grossesse.

VAN HEUSINGER. — Herpès anal dans le cours d'une fébricule. (Berlin, Clin. Wochens., u⁰ 24, p. 355), 1879.

LANDE. — Herpès névralgique génital. Journal de médecine de Bordeaux, 1877.

A. MARTIN. — Herpès et érythème avec scarlatine chez les accouchées. Zeitschr. f. Geburtsh. u. Franenkrank., t. II, p. 225, 1875.

JULLIEN. — Traité pratique des maladies vénériennes.

LABOURÉ. — Thèse de Paris, 1879.

A. PARENT, imprimeur de la Faculté de Médecine, rue M.-le-Prince, 31

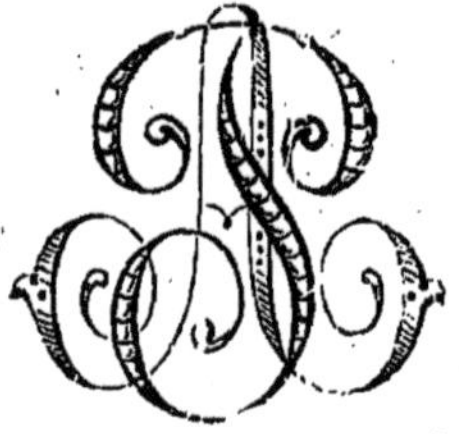

www.ingramcontent.com/pod-product-compliance
Ingram Content Group UK Ltd.
Pitfield, Milton Keynes, MK11 3LW, UK
UKHW022319070726
13614UKWH00002B/833